# 「だから歯が治らない」本物の根管治療を受ける

医療法人社団　敬友会
理事長
久保倉 弘孝

日労研

# はじめに

突然ですが、歯科で行う「根管治療《こんかん》」という治療法をご存じでしょうか？「歯の神経を抜く治療」といえば、「ああ、あれか」と思われる方もいるでしょう。正確には、歯の根（歯根《しこん》）の中にある「歯髄《しずい》」という組織を除去して、残った空洞の部分（根管）に充填材《じゅうてん》を詰める治療法です。

本書は、歯科治療において非常に重要なこの根管治療について詳しく知ってもらい、自分の歯を守っていただきたいという思いでつづったものです。

根管治療は重度のむし歯の進行を食い止めて、自分の歯を失わない最後の防波堤となる治療なのですが、残念ながら日本では、この治療が適切に行われていないことが多いという現実があります。もっと直接的な表現をすれば、ごく一部の歯科医師を除いて、ほとんどの日本の歯科医師は根管治療が不得意なのです。

適切な根管治療を受ければ自分の歯を長く保つことができますが、日本では最初の根管治療の不具合を治す再根管治療の割合が、なんと根管治療全体の50％以上を占めています。これは不適切な根管治療が多く行われている証左《しょうさ》です。

私は、アメリカのインプラント専門医の資格（ＩＣＯＩ＝国際インプラント学会の認定医と指導医）を持っており、インプラント治療も積極的に行っていますが、ほかの歯科医院から転院してきた患者さんにインプラント治療を行う際、「どうして、この歯はインプラントにしなければならなかったのだろう」「適切な根管治療を受けていたら避けられただろうな」と思うことがよくあります。

本書では、不適切・下手な根管治療がいかに多いか、適切な根管治療とはどういうものか、下手な根管治療によって歯を失うということはどういうことなのかなど、詳しく説明しています。一般の方には少々専門的な内容も含むため、歯科疾患の基礎知識や「適切な治療を受けるための」歯科医院選びなども盛り込みました。歯で悩んでいる方は、「とりあえず歯科医院に行く」前に、不適切な根管治療を受ければ歯の寿命は著しく短くなること、歯科医師の上手・下手は一般の方が考えるよりも歯に与える影響は大きく、特に根管治療において顕著なことをぜひ知ってほしいと思います。

日本の根管治療のレベルは先進国からだいぶ遅れた状態になってしまいました。毎週通って1年経ってもまだ終わらない、終わったはずなのにまともに噛めない、そんな不適切な歯科医療がはびこっています。「だから、歯が治らない」のです。

後半の章では、なぜこうした不適切な根管治療が多いのか、日本の健康保険制度との関係から解説しています。詳細はのちにゆずりますが、歯科医療の荒廃はあまりにも安い診療報酬のために起こっている面があるのです。特に根管治療では、「診療報酬が安い」→「歯科医師は治療にかかる時間や経費を節約したい」→「手作業でやるべきことの無理な機械化」→「不適切な根管治療によるトラブル」→「歯の悪化」→「最初の根管治療の不具合を治す再根管治療」または「抜歯《ばっし》」という悪循環につながっています。

根管治療の診療報酬は歯科先進国であるアメリカの10分の1以下で、日本の保険制度ではその差額分を患者さんからいただくこともできません。普通の商業行為なら安いに越したことはないかもしれませんが、医療に関してはいかがなものでしょうか。

しかし、診療報酬が安いからといって、正しい治療法を学ばない、適切な治療を行わない歯科医師が治療してよいはずはありません。日本には誠実に根管治療を行う歯科医師と、トラブルにつながる治療を行う歯科医師がいることを知っていただき、削らなくてよい、抜かなくてもよい歯を、ぜひ守っていただきたいと願うばかりです。

専門性が高い医療では、その良し悪しを患者さんが判断することは非常に難しく、不具合に気がつくのは、どうしても症状が起きてからになりがちです。

生涯、自分の歯で食べる楽しみを損なわないよう、不適切な治療を避けるために、また歯の健康を保つために必要な情報を歯科医師の経験から本書をまとめました。本書を読んで、「歯が痛くなってから歯科医院に行く」という、日本でよく見られる行動パターンをぜひ改めてください。定期的に検診していれば、根管治療を行わなければならない重度のむし歯や歯周病は避けられます。そして、どうしても歯の状態が悪くなってしまったら、しっかりした根管治療を受けてください。

適切な治療とは何か、あなたにとって必要な治療はどのようなものかを本書で知っていただくことが、10年・20年先を見越した「本物の歯科治療」と出会うお役に立ちましたら幸いです。

Contents

第3章

Contents

第6章

〜第1章〜

# あなたの歯は大丈夫ですか？

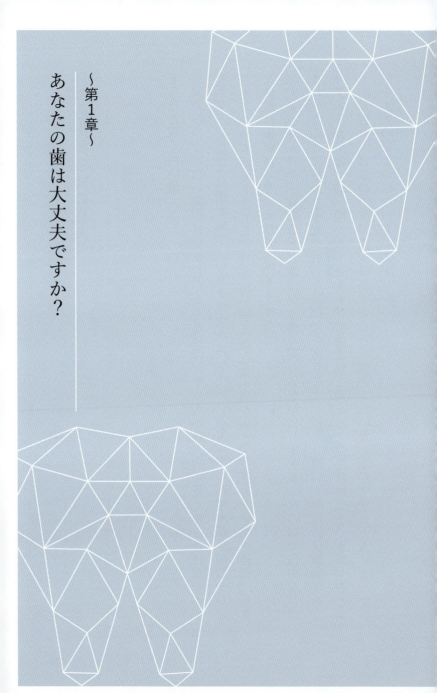

# 日本の歯科事情の真実

## きらりと輝く白い歯

歯並びのよい白い歯が口元からのぞくだけで、その人が魅力的に見えることはありませんか？「芸能人は歯が命」というキャッチコピーが一世を風靡《ふうび》した歯みがき剤のテレビコマーシャルがありました。日本の芸能人以上に「歯が命」なのがハリウッド俳優。有名な俳優に歯並びの悪い人は見あたりません。

アメリカ人は神経質なほど、歯並びと歯の美しさを気にしますが、彼《か》の国では歯並びがきれいなことは裕福な家庭で育った証拠でもあります。日本と違い、国民皆保険制度のないアメリカでは、幼い頃からお金をかけて歯並びを矯正《きょうせい》し、食生活に気をつかい、むし歯予防に力を入れるのです。歯並びがよいこと、歯がきれいなことがアメリカ人にとってステータスのひとつになっています。

じつは歯並びがよいことは、単に見た目に美しいだけではなく、歯が良好に機能し、歯科疾患を防ぐうえでも重要なことです。歯を失う原因のひとつに、むし歯や歯周病と並んで、歯に対して不均等に力がかかることが挙げられます。

これはどういうことかというと、歯並びの整った人は上下の歯が噛み合い、特定の歯に力がかかることはありません。噛むときはそれぞれの歯にほぼ均等に力がかかります。ところが歯並びの悪い人は、上下の歯の噛み合わせが悪いために特定の歯に力がかかり、過度に力がかかった歯が傷むことになります。噛み合わせが悪い状態を不正咬合《こうごう》といいますが、前歯が開いている開咬《かいこう》という状態の人は歯ぎしりをすると、奥歯が全部動いて、すべての歯に悪影響を及ぼすのです。

不正咬合の悪影響は口の中だけに留まらず、さまざまありますが、歯科の領域では、すみずみまで歯ブラシが届きにくいため、むし歯や歯周病の原因になりやすいといわれています。傷んだ歯がむし歯や歯周病を併発することで、しっかり治療しないと歯を失うことにもなりかねないわけです。同じ歯ぎしりでも歯並びを整えておけば、あまり問題は起きません。よい歯並びはよい機能も備えているのです。ハリウッド俳優を目指さなくても、歯並びを整え、歯科疾患を予防することが有意義なことはいうまでもありません。

80歳時の残存歯数と国民のメンテナンス率

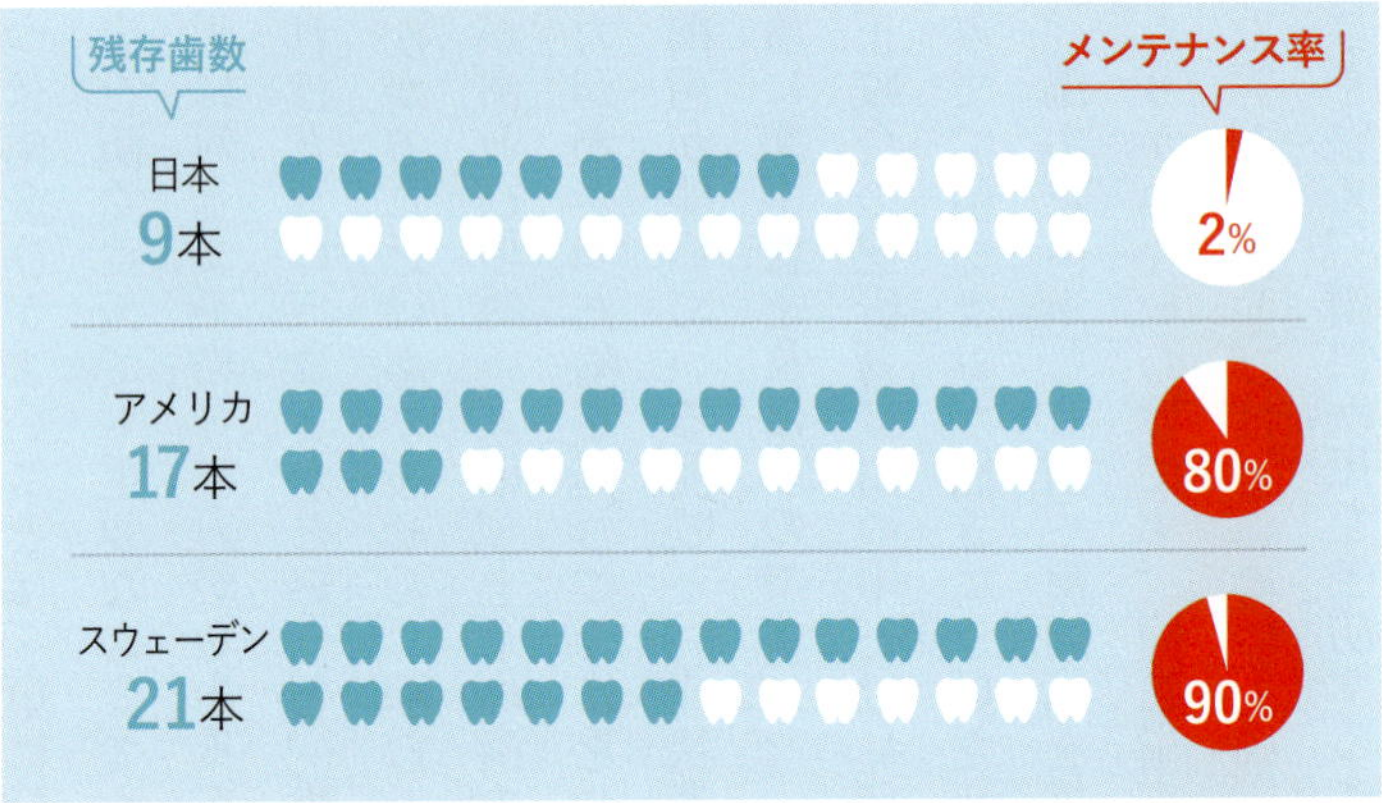


2007年「歯科疾患実態調査」より

## よいとはいえない日本人の歯

日本では高齢になっても自分の歯の健康を保っている方は決して多いとはいえませんでした。それを改善しようとはじまったのが、「8020運動」※です。どれほどひどかったのか先進国のなかでも歯科予防の意識が浸透しているアメリカ、スウェーデンと比較してみました。

上の資料は2007年（平成19年）のものです。残存歯数が少ないのは一目瞭然《いちもくりょうぜん》。それ以上に注目していただきたいのが、歯科疾患予防のために定期的に歯科医院に通うメンテナンス率です。日本では毎日歯みがきしている人がほとんどであるにもかかわらず、定

※ 8020運動＝「80歳になっても、20本以上自分の歯を保つ」ことを目標に、厚生労働省と日本歯科医師会が1989年（平成元年）より推進している運動。

期的なメンテナンス率はわずか２％でした。この当時、日本人は平均55歳で入れ歯になり、さらに80歳時には平均９本しか歯が残っていませんでした。それに対して歯への意識の高いスウェーデンでは、定期的に歯科医院でメンテナンスを受けていた人の割合は約90％で残存歯数は21本、アメリカでは約80％がメンテナンスを受け、17本の歯が残っていました。残存歯数とメンテナンスには深いかかわりがあることが読み取れます。

この違いは何に基づくものでしょうか。私は、たいへんよくできた、ある意味よくできすぎた国民皆保険制度が予防意識を低くしているのではないかと考えています。前述したように、保険も自己責任で加入するアメリカでは、むし歯が進行して歯髄《しずい》（いわゆる神経）を取り除く根管《こんかん》治療にかかる費用はむし歯１本で10万円以上にもなります。これに対して日本では数千円程度。「むし歯になっても数千円」の日本と、「むし歯になったら高額な医療費がかかる」アメリカで、予防意識に違いが出るのはあたり前といえるかもしれません。

２０１６年（平成28年）の厚生労働省の歯科疾患実態調査では平均残存歯数約15本と、劇的に改善した数字が示されていますが、残っている歯が「健康な歯」といえるのかどうか私は疑問を感じます。これは、残念ながら下手な歯科医師が改悪してしまった歯を長年見てきた私の経験から出た実感なのです。

## 予防歯科の大切さ

むし歯になったら「歯医者に行けばいい」のではなく、「歯医者に行かなくてもいいように」予防することが大切なのは、何度でもいいたいことです。

私は横浜市内の小机という地域のほか2箇所で開業してきましたが、あるとき、予防が重要なことを示唆《しさ》する事実に気がつきました。ある地域では入れ歯の人が少なく、口の中を衛生的に保つブラッシングもていねいに行われていると感じたのに対し、ある地域では入れ歯の人が多く、口の中のケアも不十分に感じたのです。これはそれぞれの地域の歯科医師が、一方では予防意識を広く浸透させる努力を続け、地域住民にその意識は浸透し、他方では予防意識を浸透させる努力が十分ではなかったことの現れだと思います。

歯みがきの励行《れいこう》など簡単そうですが、口の中を見ればブラッシングが不十分な方がなんと多いことか。適切なブラッシングができているかどうかは自分ではなかなかわからないものです。患者さんに実際に歯をみがいてもらい、歯科衛生士がみがき残しはないか、ブラッシングに無理な力がかかっていないか、歯間に歯垢《しこう》(プラーク)が残っていないかなどをチェックして、適切なブラッシングを指導することが重要なのです。

さらに栄養バランスの取れた食生活指導、硬すぎるものなど歯に無理のかかる食品をとりすぎていないか、口の中の環境にとってよくない喫煙について……、こうしたことをブラッシングとともにチェック、むし歯の再発・進行はないか検診し、歯石や歯垢を取る、これが定期メンテナンスの内容です。予防を徹底させ、むし歯ができたらきっちり治療、そこからまた予防の再スタートです。私たちの歯科医院では、歯周病の場合は症状を安定させ、むし歯の場合は二度と歯を傷めないように予防を重視しています。

何より大切なのは患者さん自身が、日頃の口腔《こうくう》ケアを積極的に行うことです。半年に一度、歯科医院に行って歯石を取ってもらうだけではダメなのです。しっかり歯をみがいていれば、歯石はほぼつきません。そしてむし歯にもなりにくくなります。メンテナンスのときに歯科衛生士が口の中を確認してセルフケアのモチベーションを上げていく。これが歯を失わないキーポイントだと思っています。

定期メンテナンスをすすめても、正直、うるさがる方もいらっしゃいます。時間の都合をつけにくいということもあるでしょう。ですから、毎月とはいいません。3、4か月に一度でよいのです。痛いときの治療でおしまいではなく、ぜひ、定期メンテンナスを習慣化されるようおすすめします。

## 子どもの頃からの予防意識を育《はぐく》むために

私たちの医療法人社団敬友会には、３つの歯科医院があります。そのうちのひとつ、横浜市都筑区にある「都筑キッズデンタルランド」は、子どものための歯科医院です。

子どもの頃からの歯科疾患予防は、生涯にわたって口の中の健康を保っていくうえで大切です。特に乳歯の生えはじめから永久歯に生え変わるまでの乳児〜小児期のケアは、そのあと何十年も使い続ける歯の質を左右し、セルフケアの習慣を身につける重要な時期。

キッズデンタルランドでは、むし歯予防と定期的な検診の習慣づくりを重視して、子どもさんだけでなくご両親にも一緒に学んでもらいます。また、バランスのとれた歯並びをつくることで歯を失うリスクを軽減することも目指しています。残念ながら治療が必要になった場合には、マイクロスコープなどの最新鋭設備を使って、可能な限り削る部分を最小限にする治療を施します。

歯は削れば削るほど、治療すればするほど弱くなります。これは避けなければなりません。予防意識を身につけてもらうために、まず「歯科医院はこわくないところ」と思ってもらうことからはじめたのが都筑キッズデンタルランドなのです。

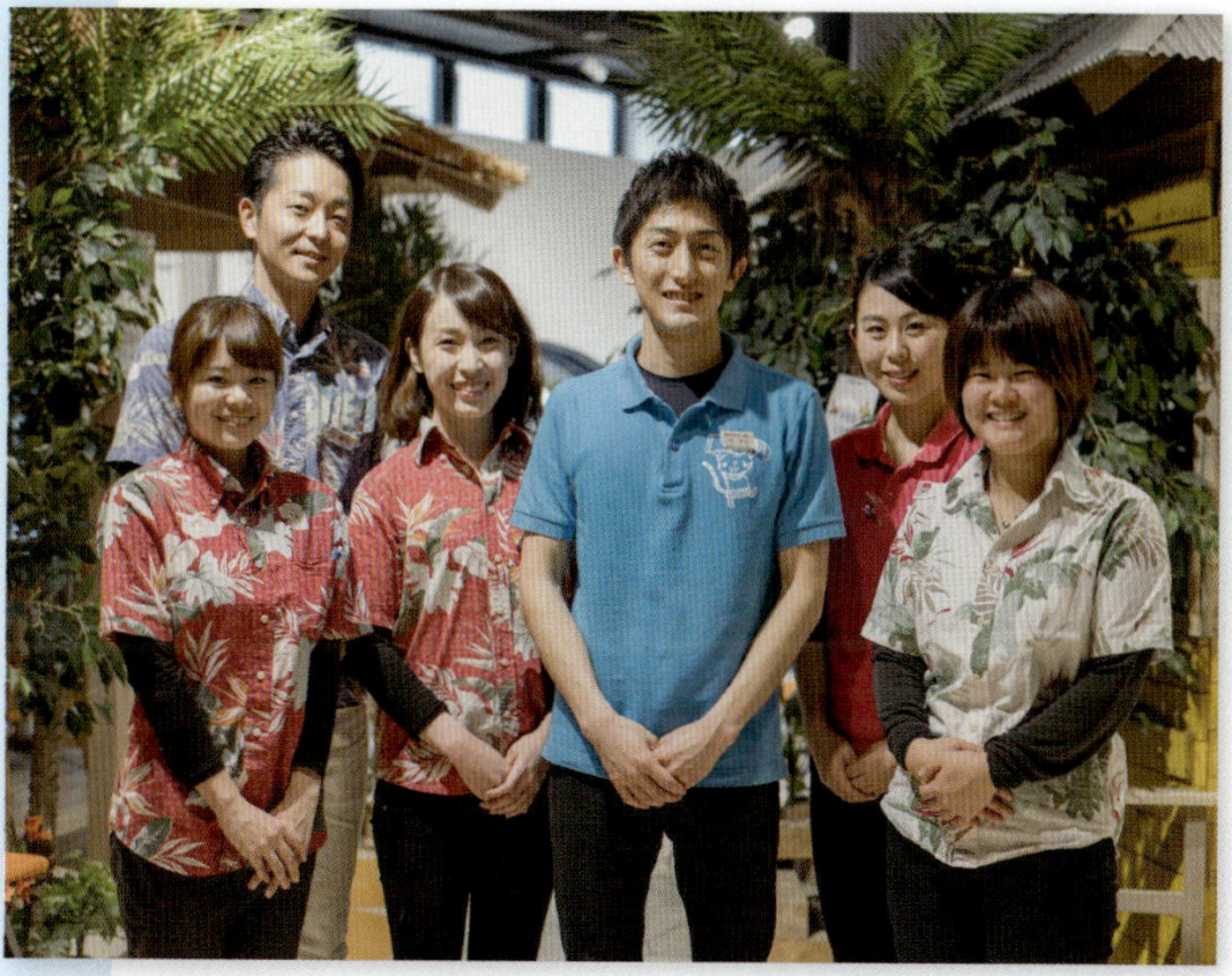

室内は南国をイメージ、スタッフのユニフォームは明るくカラフルに統一。

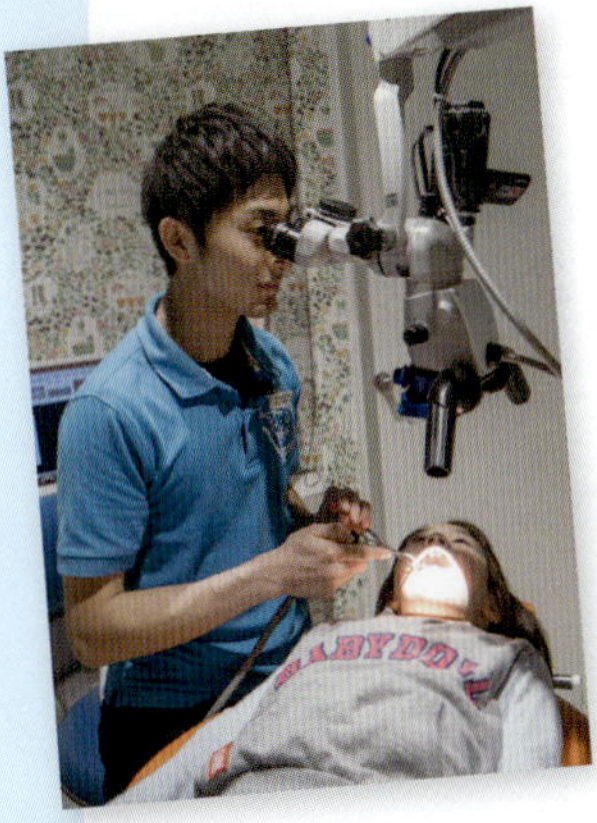


すべての治療にマイクロスコープを使用。

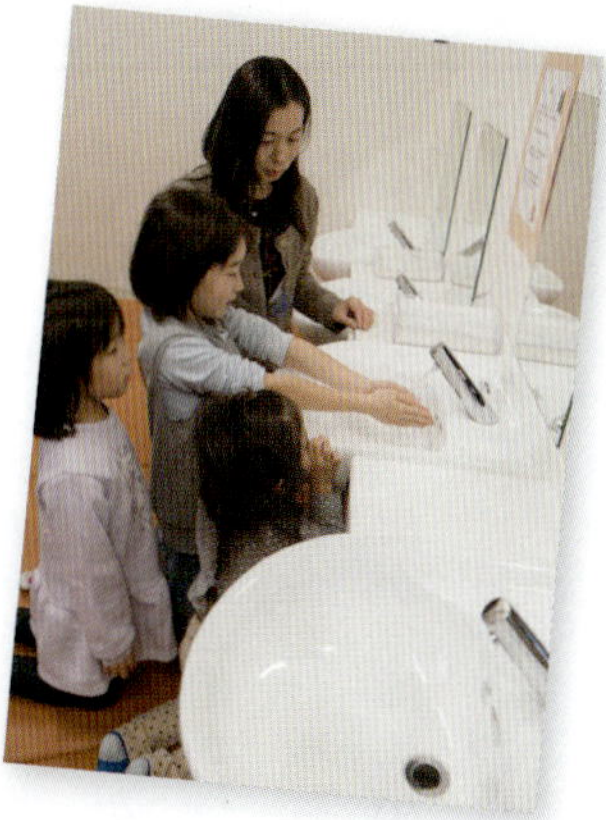

使いやすさに配慮した子ども仕様の付属設備。

# 歯科二大疾患その1　むし歯

## むし歯が少なかった縄文人

1万5000年前から、日本列島に住んでいた日本人の祖先である縄文人は、現代人よりもむし歯が少なかったそうです。

縄文人が狩猟・採集・漁撈《ぎょろう》などによって得る食物は、獣の肉、ドングリやクリなどの堅《けん》果《か》類、魚介類。固いものを常食していたため、歯の咬耗《こうもう》の度合いが激しく、現代人が上下の歯の噛み合わせ面（咬合面）にむし歯ができやすいの対して、縄文人は歯と歯が接する面や、歯のエナメル質の根本などにむし歯ができやすかったようです。咬合面は咬耗が激しいため、むし歯ができる前にすり減ってしまったともいえそうです。歯が全体に小さめなうえ、歯の基部となる歯槽骨《しそうこつ》の歯列部が大きかったことから、歯並びは良好だったというのはなかなか意外です（片山一通『骨が語る日本人の歴史』）。

縄文時代にはすでに稲作がはじまっていたことは、最近の研究で明らかになっていますが、弥生時代になって水田稲作が本格的に日本列島に広まると、むし歯は大幅に増えました。糖質の多い米を主食にした食生活の変化によるものと考えられています。以来、現代に至るまで日本人は、むし歯に悩まされてきました。

むし歯の予防という概念もなかったと思われる縄文人のほうが現代人よりもむし歯が少なかったという事実から、歯の健康が食生活によっていかに左右されるかがわかります。かといって、むし歯になりやすい糖質の多い食事を避けて、縄文人のような食生活をするというわけにもいきません。現代人は予防を徹底させ、むし歯になったら早期治療、定期的なメンテナンスを行うことで、歯の健康を維持するのがいちばんなのです。

もうひとつ縄文人から学ぶことができるのが歯並びの大切さ。よい歯並びはよい機能の証《あかし》です。歯科疾患を予防するうえでも重要です。

## むし歯になる原因その1「細菌」

むし歯の原因となっているのは歯を侵食する「細菌」、細菌が歯を溶かすのを促進する「糖質」、個人差のある「体質や環境」の3つです。

口の中には複数の細菌が共生しています。これを「口腔常在菌」といいます。このなかにむし歯の原因菌が複数存在し、むし歯の進行速度は細菌の量や種類によって変わります。原因菌のなかでも、むし歯に密接に関係しているとされるのがミュータンス菌です。

これらの菌は口の中に残った食べものの残りかすや、唾液と結合し、歯垢（プラーク）となって歯の表面に付着します。食後30分以内の歯みがきが推奨されていますが、これは食後すぐなら菌が少なく、菌の栄養となる食べものの残りかすを早めに除去するためです。歯垢をそのまま放置すると、時間が経つにつれて細菌の群れ（コロニー）であるバイオフィルムを形成します。これは細菌が共同で菌膜という家をつくって棲みついているようなものです。こうなると通りいっぺんのブラッシングでは除去しにくくなります。

むし歯の原因菌はどうやって歯をダメにするのでしょう。原因菌は口の中に残った食べものの糖質などから酸をつくり出します。歯垢の中に酸が大量に産み出されると、口の中は酸性に傾き、歯の表面のエナメル質（カルシウムやリンを含む）を溶かしはじめるのです。これを「脱灰《だっかい》」といいます。このままではむし歯が進むわけですが、人間の体がすばらしいのは、これを修復する作用を持っているところです。数十分すると唾液が作用して、口の中はアルカリ性に戻り、溶けた歯が修復されます。これを「再石灰化」といいます。

## むし歯になる原因その2「糖質」

日本人のむし歯は糖質が多い米や穀物などを常食するようになった結果、大幅に増えました。米穀類は粘着性で歯に付着しやすいのですが、同時に副菜となる適度に固いものをよく噛んで食べれば歯にくっつきにくく、歯垢もある程度除去されます。

糖質にもさまざまありますが、原因菌が最も好むのが砂糖（主要成分のスクロース）で、むし歯の進行は糖質の量よりも頻度によって左右されます。一度にたくさん甘いものを食べるより、ひんぱんに甘いものを摂取するほうがむし歯が進行しやすいということです。

余談ですが、糖質を多くとる方は老けて見えがちなようです。私なりに分析すると、歯の悪い方はよく噛めないため、やわらかい食品つまり炭水化物（糖質）を多くとる傾向が強くなります。そうなると、食事がしづらいにもかかわらず太り、肌ツヤが悪くなるのです。逆に、高齢でも自分の歯でしっかり食事をしている人は肌ツヤも違います。

私は最近、なるべく糖質を避ける食生活に切り替えました。すると、塩分制限をしても下がらなかった血圧がドンと下がり、体調もよくなりました。糖質のとりすぎは歯のみならず、体全体の健康にもよくないのです。

歯の構造（断面）

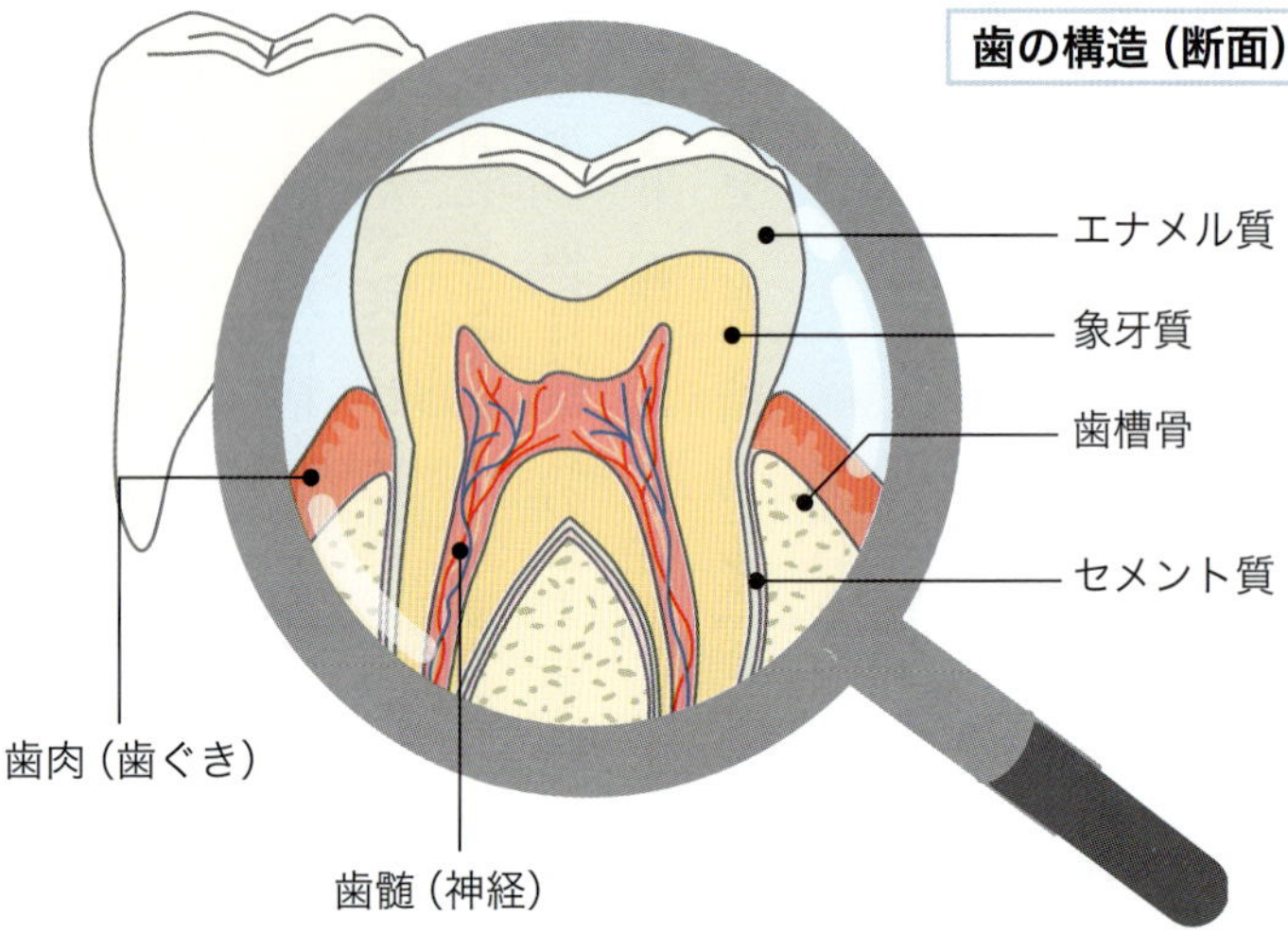


## むし歯になる原因その3「体質や環境」

生まれてから歯がつくられていく環境の違いや、生まれ持った体質などで、歯のエナメル質や象牙《ぞうげ》質の質、つまり、歯の良し悪しには個人差が生じます。

むし歯になりやすい人、なりにくい人がいるわけですが、歯科疾患になりにくい丈夫な歯を育てるポイントは食生活。「大人は手遅れじゃないか」と思われるかもしれませんが、お子さんやお孫さんのケアのためにも、ぜひ知っておいてください。

ひとことでいえば、バランスの取れた食事ということになるのですが、特に重要なのは歯の土台をつくる良質なタンパク質、歯の再石灰化のために必要なカルシウムやリン、これらを効率よく働かせるのに必要なビタミン類（A、C、D）です。

むし歯の原因菌のひとつミュータンス菌は感染しますから、未治療のむし歯がある人の食べかけを共有するのはNGです。

## むし歯の進行と治療

歯は肉まんと同じです。肉まんの皮にあたるところが、歯ではエナメル質や象牙質と呼ばれる部分で、肉にあたるところが歯髄と呼ばれる部分に相当します。食べられ方によって、治療の仕方が変わります。

むし歯の進行はC0〜C4の5つのステージで示します。

C0は「初期むし歯」といい、むし歯になる手前の状態です。歯の表面にはまだ穴が開いていないものの、白く濁ったり、薄い茶色のシミが付着したような状態になっています。この状態であれば、再石灰化で健康な歯に戻ります。再石灰化を促進するフッ化物（いわゆるフッ素）で進行は止まります。痛みなどの自覚症状はありません。

C1からC4は歯科治療が必要なステージです。

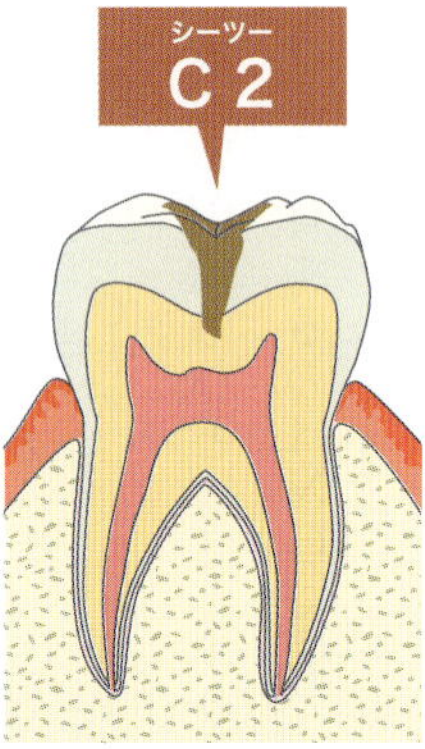


象牙質まで進んだむし歯／歯の内部まで進行

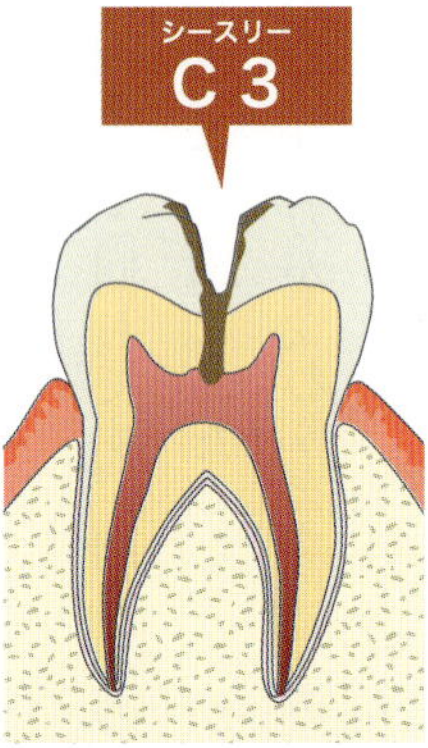


歯髄まで進んだむし歯／いわゆる神経まで進んだむし歯

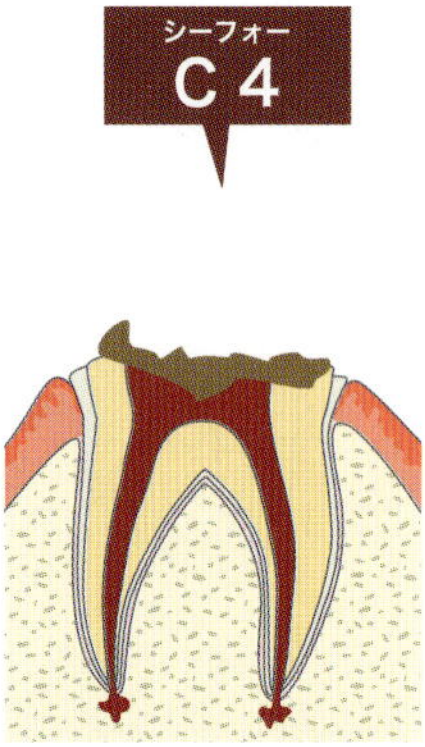


歯根だけ残ったむし歯／歯冠部はほとんど崩壊

C1は歯の表面を構成するエナメル質にできたむし歯。脱灰が進むと、人間の体のなかで最も硬いエナメル質に穴が開きます。肉まんの皮の表面だけ食べられてしまった状態です。むし歯はまだ限られた範囲であることが多く、軽度であれば進行を止めて再石灰化を促す処置だけで要観察の場合もあります。この段階でも痛みはほとんどありません。

　C2はエナメル質に完全に穴が開き、歯の内部の象牙質まで進んだむし歯です。むし歯の部分を削り取り、歯科用修復材を充填《じゅうてん》して修復する必要があります。冷たいものを飲んだり食べたりすると痛みを感じる段階です。肉まんの皮を深く食べられた状態ですが、このくらいまでなら食べられたところだけふさ

**むし歯の進行は５つのステージ分類**

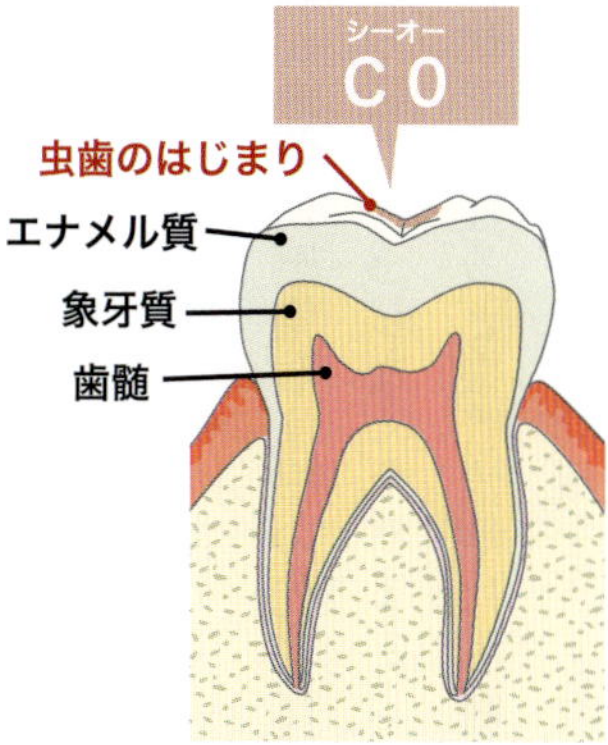

初期むし歯／
むし歯になる寸前の状態

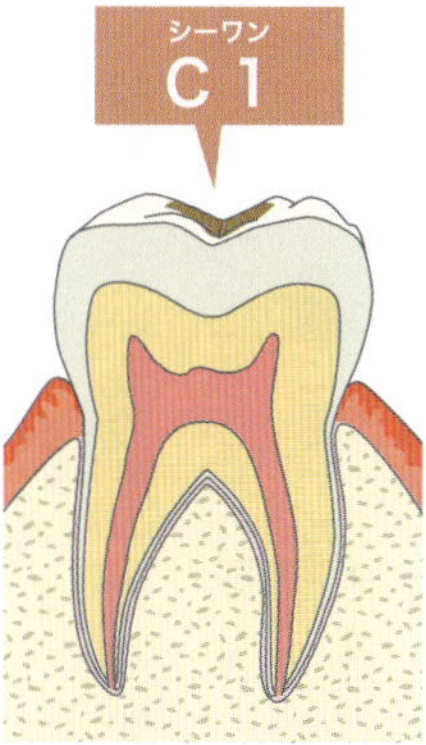

エナメル質のむし歯／
歯の表面にむし歯がある

げば大丈夫、歯の性能はそれほど落ちません。

C３は象牙質を貫通し歯髄にまで及んだむし歯です。歯髄はいわゆる神経。熱いものがしみたり、痛みがあったり。穴は必ずしも大きくはなく、内部で広がっていることがあります。ここまでくると、肉まんの中の肉（歯髄）が悪くなっているので、新しいもの（充填材）に総入れ替えして、その上の皮まで新しくしなければなりません（歯にクラウンなどを被せる）。これが根管治療です（根管治療については第３章で詳しく解説します）。もはや元の肉まんとは、かけ離れたものになってしまいます。歯髄を取れば歯が弱くなることはいうまでもありません。歯の性能はがた落ち、治療に時間がかかります。

Ｃ４は歯冠部（歯ぐきから出ている部分）がほとんど崩壊して、歯根《しこん》だけが残った最終ステージのむし歯です。まんじゅうの皮はほとんどなくて、中の肉がむき出しになっているわけですから、もはや肉まんではありません。

歯髄が細菌に感染し歯根の先が化膿して激しい痛みが起こりますが、最終的には歯髄は壊死《えし》して痛みを感じなくなります。

この状態になると根管治療は困難になり、抜かなくてもいずれ歯は自然に抜け落ちますが、放置すると全身の健康を害する原因となるため、多くは抜歯《ばっし》することになります。

虫歯にならないようにするのが最もよいに決まっていますが、もし、なってしまったら、肉まんの皮の部分だけ食べられてしまった段階までに治療を受けるのがベターです。エナメル質に留まっている段階なら治療も軽微で済みますし、歯の機能を損なうこともほとんどありません。ところが、患者さんの多くは痛みが出てはじめて、歯科医院を訪れようとするわけです。歯髄にまで及ぶと、歯髄炎や歯根膜炎を併発し激痛が出ますから、さすがに放置する人は多くありません。

最悪の場合は歯を失うことになるわけですから、できるだけ初期で歯科治療を受けて、その後、定期的に検診とメンテナンスを受けてください。「予防に勝る治療はない」のです。

## 歯髄が炎症を起こす前の歯の薬剤治療

従来はむし歯の部分を徹底的に削って除去し、充填材を詰める治療がなされていました。徹底的に取っておかなければ、むし歯が再発してしまうからでした。しかし、むし歯を徹底的に除去すると、結果的に歯髄を取らなければならないことも多々ありました。

今では、むし歯を少しだけ取った部分に、原因菌に効く薬剤を詰めておく療法が採用されています。むし歯の部分を徹底的に取っておかなければならないのは、むし歯の中の細菌の活動が止まらないからであり、その細菌に効く薬を使えば、虫歯をある程度残しておいてもよいのではないかという考えに基づいております。新潟大学歯学部の研究成果です。

むし歯を少しだけ取った部分に抗菌剤を詰め樹脂を仮に被せて、取り残したやわらかいむし歯の部分が無菌化されて硬さを取り戻す（再石灰化）のを待ち、６か月から1年後に効果の有無を確認して最終の修復処置を行います。この方法によって、かなりの確率で歯髄を取らずに治療できるようになりました。しかし、数日間夜中に痛むようなむし歯は、歯髄の変化がかなり起きているため、当初はよくても、やはり歯髄を取らなければならないことがあります。また、すでに歯髄が死んでしまった歯や、腐りかけた歯髄には無効です。

## 歯科二大疾患その2　歯周病

### 成人の80%が歯周病だけれど

むし歯と並ぶ二大歯科疾患のもうひとつが歯周病です。成人の80%が歯周病だといわれていますから、これはもうりっぱな国民病といえます。歯周病というと「放置しておくと歯が抜けてしまう病気」と認識している方が多いと思いますが、これは一面で正しく、また誤解も含んでいます。すべての歯周病に歯が抜けるリスクが高いわけではないからです。

歯周病は「歯肉炎」と「歯周炎」とに分かれます。歯肉炎は歯肉、つまり歯ぐきが炎症を起こした状態です。正しいブラッシングをしっかりやれば、歯肉炎は早ければ2週間で治ります。日本の成人80%の歯周病のなかには、すぐに治る歯肉炎が含まれているのです。それでは、どれくらいの割合の方が歯肉炎かというと、私たちの歯科医院に来院される患者さんを考えてみますと、歯周病全体の70%くらいではないかと思います。

歯周組織を侵食する歯周病

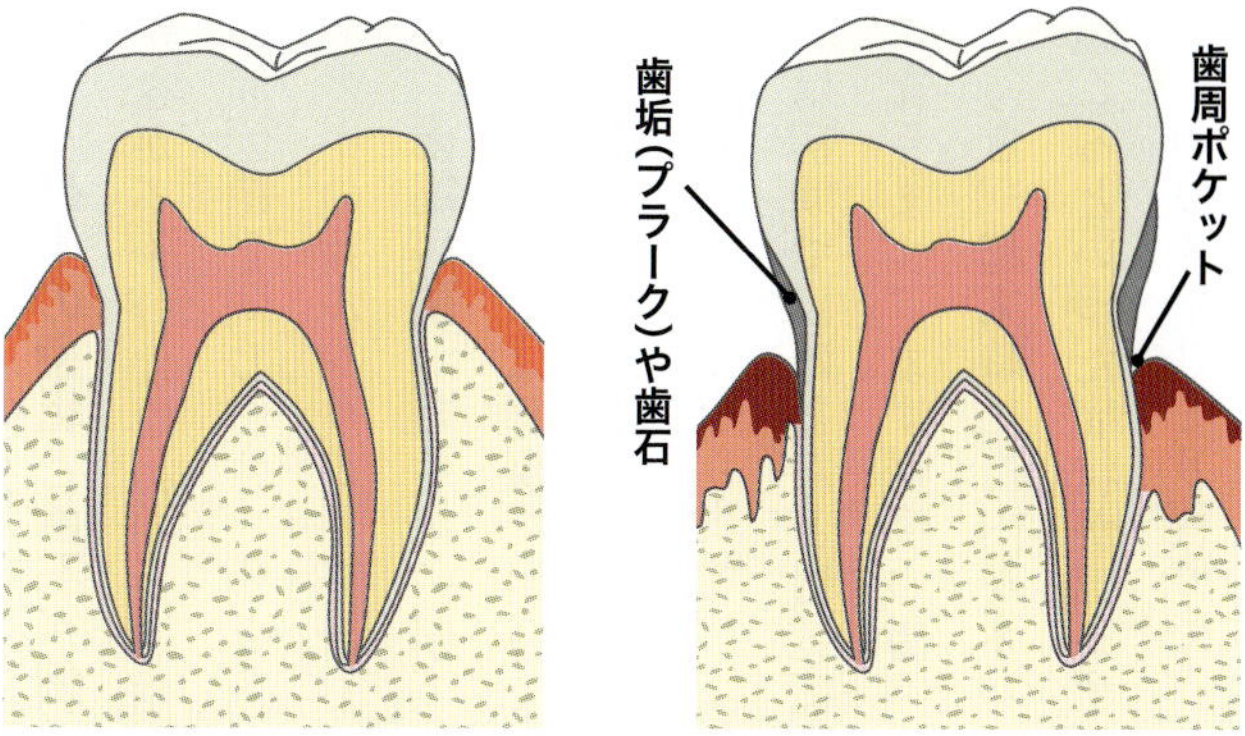


健康な歯周組織　　歯周病の進行した歯周組織

問題なのは「歯周炎」で、この疾患が進行した状態がいわゆる歯槽膿漏《のうろう》です。歯周炎は歯を支える歯周組織が歯周病菌に感染して発症します。歯周病菌はむし歯の原因菌と同じように誰の口の中にもいる口腔常在菌で、歯周組織の歯肉（歯ぐき）、歯のセメント質、セメント質と歯槽骨を結ぶ歯根膜、そして歯槽骨などを冒して、症状が進むと歯周組織が破壊されるために歯がグラグラになって抜け落ちるわけです。

歯肉炎は炎症が歯肉だけに留まっている状態で、歯ぐきが腫れたり、少し出血したりする程度と理解してもらうとよいでしょう。

ここではおもに、歯が抜けるリスクが高い歯周炎についてお話しします。

## 歯周ポケットの中の歯垢と歯石が細菌の棲みか

歯みがきが不十分な口の中で、歯周病菌は歯垢や歯石を棲みかとします。ここまでは、むし歯の原因菌と同じです。歯と歯の間や、歯と歯ぐきの境目に残ったみがき残しの歯垢は、唾液の中のカルシウムと結合して、さらに落としにくいかたまりとなります。これが歯石です。歯周病菌がむし歯の原因菌と異なるのは、酸素を好まないことです（嫌気性）。

歯と歯ぐきの間には健康な場合でも、深さ1～2ミリ程度の歯肉溝があるのですが、歯周病菌は酸素の少ないこの溝に残った歯垢や歯石のなかで、周囲の歯周組織を壊しはじめ、溝は次第に病的に深くなります。これが「歯周ポケット」です。

歯周病は初期ではほとんど自覚症状がありませんが、進行するにつれて多くの症状を伴うようになります。まず軽度の歯肉炎の段階では歯ぐきが赤く腫れてくる、歯ぐきがプヨプヨしてくる、起床時に口内がネバネバする、硬いものを食べるときや歯みがきのときに出血が起こるといった症状が出ます。身に覚えのある方も多いのではないでしょうか。歯周ポケットの深さは3ミリ程度で、この段階なら治療は難しくありません。

歯肉炎からさらに進み、軽度の歯周炎になると、諸症状も進行します。ポケットの深さは４～５ミリ程度になり、歯を支えている歯槽骨を歯周病菌が破壊し溶けはじめますので、早期の治療が必要です。

症状が進んだ中度の段階では口臭が強くなる、歯ぐきが後退したために歯が長くなったように見える、歯間の隙間が大きくなり、食べかすがはさまりやすくなるといった症状が顕著になります。ポケットの深さは５～７ミリ程度。歯がグラついてきたり、妙な臭いがするなど自分で口内に違和感を感じるようになります。

さらに重度の段階が歯槽膿漏と呼ばれる状態です。ポケットの深さは７ミリ以上。こうなると、歯がグラグラしはじめる、歯の根元が見える、歯ぐきを押すと膿が出るといった症状があります。この段階ではすでに、歯を支える歯槽骨の多くが溶けてしまっていると思われますので、早急に治療を受けないと歯が抜け落ちることになります。

## 歯周病の治療は歯石の除去とブラッシング

歯周病の原因は歯周病菌ですから、簡単にいえば、この細菌を取り除くことが治療のポイントです。また、治療の一環として、噛み合わせの調整や、歯列矯正が必要になることもあります。

治療後に歯周病菌を復活させにくくする薬はありますが、歯周病は薬では治りません。歯周病の治療は歯みがき習慣の改善と、歯石の除去を徹底するしかないのです。進行の度合いによっては年単位の治療期間を必要としますし、また重度になると、完全に元に戻せないということもあります。早期発見と早期治療が大きな鍵になるのです。

歯科医院での治療は歯の表面と歯周ポケットの歯石の除去を時間をかけて行いますが、それまでのブラッシング方法が悪かったために歯石が付着したわけですから、患者さんにはブラッシングの仕方を徹底的に勉強してもらいます。いくら歯石を取っても、ブラッシングが不確実だと、歯周病は治りませんし進行するからです。

セルフケアで重要なポイントは、まず歯ブラシの毛先がやわらかめのものを選ぶこと。毛先が硬いものでは歯ぐきを傷つけてしまいます。特に歯ぐきが腫れているような場合は出血しやすいことも考慮しなければなりません。

歯ブラシの柄を握り締めるパームグリップか、ペンを持つようにするペングリップから自分に合う方を選び、歯の表面はもちろん、歯と歯ぐきとの境目もていねいにみがきます。力を入れてゴシゴシとみがくのは逆効果。歯間ブラシやデンタルフロスを併用することで、効果はさらに高まります。

## 正しいブラッシング
**(歯周病予防にも効果のあるバス法)**

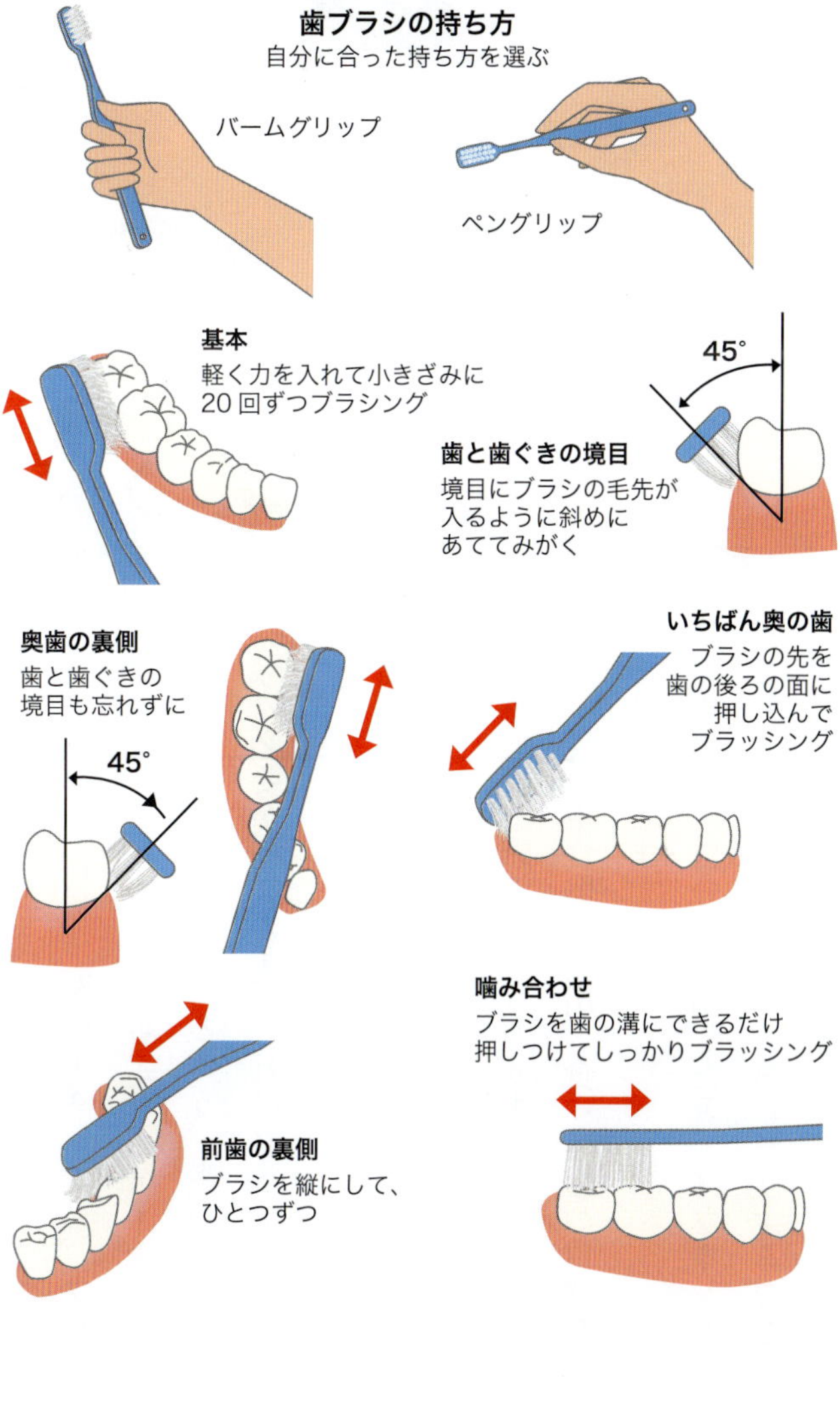
歯ブラシの持ち方
自分に合った持ち方を選ぶ
パームグリップ
ペングリップ
基本
軽く力を入れて小きざみに
20回ずつブラシング
45°
歯と歯ぐきの境目
境目にブラシの毛先が
入るように斜めに
あててみがく
奥歯の裏側
歯と歯ぐきの
境目も忘れずに
45°
いちばん奥の歯
ブラシの先を
歯の後ろの面に
押し込んで
ブラッシング
噛み合わせ
ブラシを歯の溝にできるだけ
押しつけてしっかりブラッシング
前歯の裏側
ブラシを縦にして、
ひとつずつ

## むし歯、歯周炎は感染病

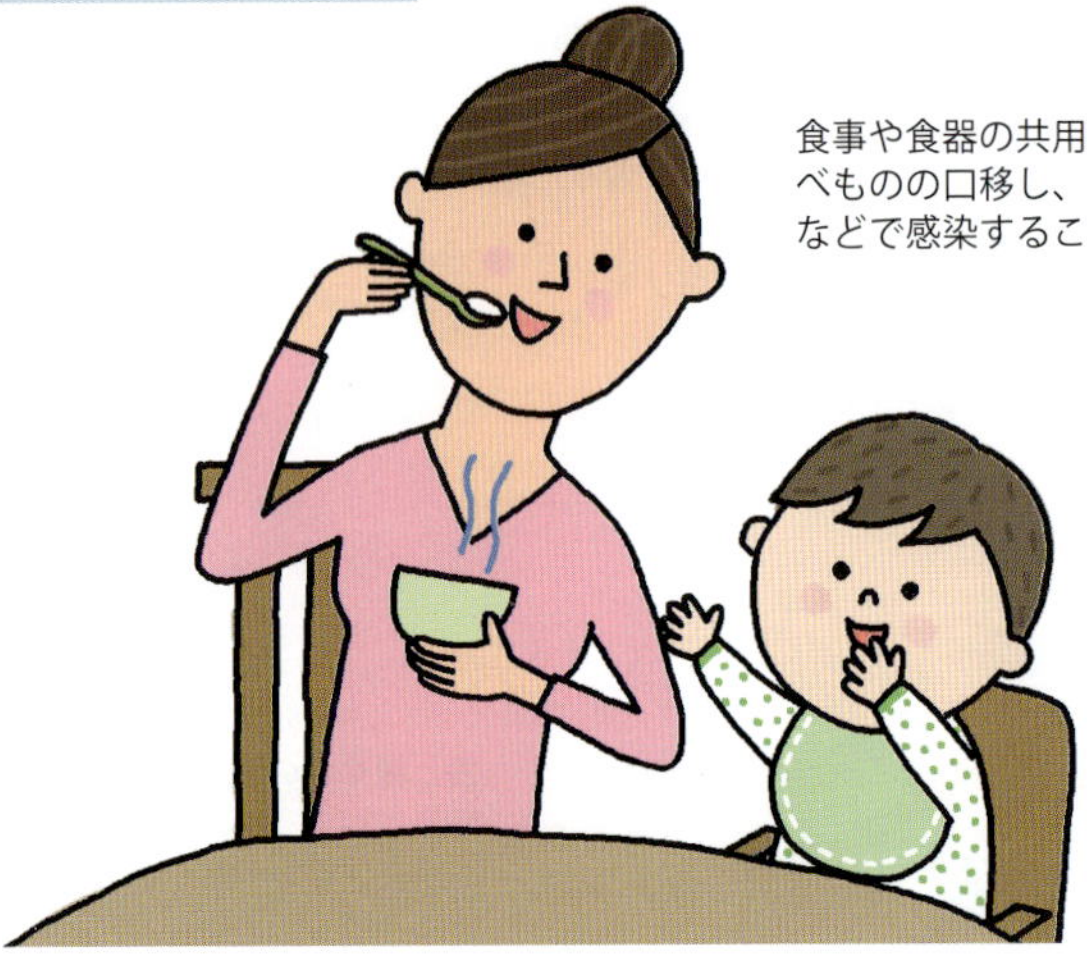

食事や食器の共用、食べものの口移し、キスなどで感染することも。

歯周病の程度にもよりますが、多くの場合、1か月～3か月に一度のチェックと、プロフェッショナル・メカニカル・トゥース・クリーニング（PMTC）という、歯の周囲の掃除の必要があります。これは必須です。

### 歯周病は感染する病気

意外と知られていませんが、歯周病は人へ接触感染する感染病でもあります。たとえば、キス、食事や食器の共用、食べものの口移しなどで感染します。

赤ちゃんに自分が使用した箸、スプーンなどで食事をあげたり、キスをしたりすることは珍しくありません。両親が歯周病の場合、こうした行為は唾液を介して歯周病菌を感染させてしまう結果になりかねないのです。いちばん気をつける必要があるのは、生後19か月前後（1歳7か月前後）です。この時期は「感染の窓」とも呼ばれ、赤ちゃんがむし歯菌や歯周病菌に感染しやすい時期だと考えられています。歯周病菌が感染するためには歯と歯ぐきを必要とするため、歯が生えていない時期は感染しませんが、この頃は、歯が次々と生える時期。せっかく生えそろった歯を歯科疾患にしてはいけません。

もちろん、細菌がほかの人の口の中にすぐに感染して、そこに生着するとは限りません。しかし、両親が重度の歯周病である場合は、お子さんに感染させる可能性があることを十分に認識して、こうした行為は慎み、早期の歯周病治療を心がけましょう。

また、恋人や夫婦で一方が歯周病と診断された場合は、お相手の方も歯科医院で検診を受けられることをおすすめします。一方が改善していても、お相手が菌を保有していると再感染することもあるのです。

# 歯がガタガタだと体もガタガタに

### 歯は上下対になって機能する

人間の永久歯は上下14対、全部で28本です。親知らずを含めると16対32本ですが、親知らずはほかの永久歯に比べて生えてくるのが遅く、人によっては1～3本だけ生えることもあれば、まったく生えてこないこともあるため、通常はカウントしません。また、生えてきたとしても、あごの小さな現代人は親知らずが歯列にきれいに並ばず、横に突き出るように生えたり、斜めに生えたりすることもあります。こんな状態ではブラッシングもしにくく、むし歯や歯周病の原因になることもあるため、抜歯したほうが口の中の環境を良好に保つことができます。

まともに生えてきたとしても、たとえば、下側だけ2本だったらなんの役にも立ちません。上下対になっているから噛み合わせることができるのです。

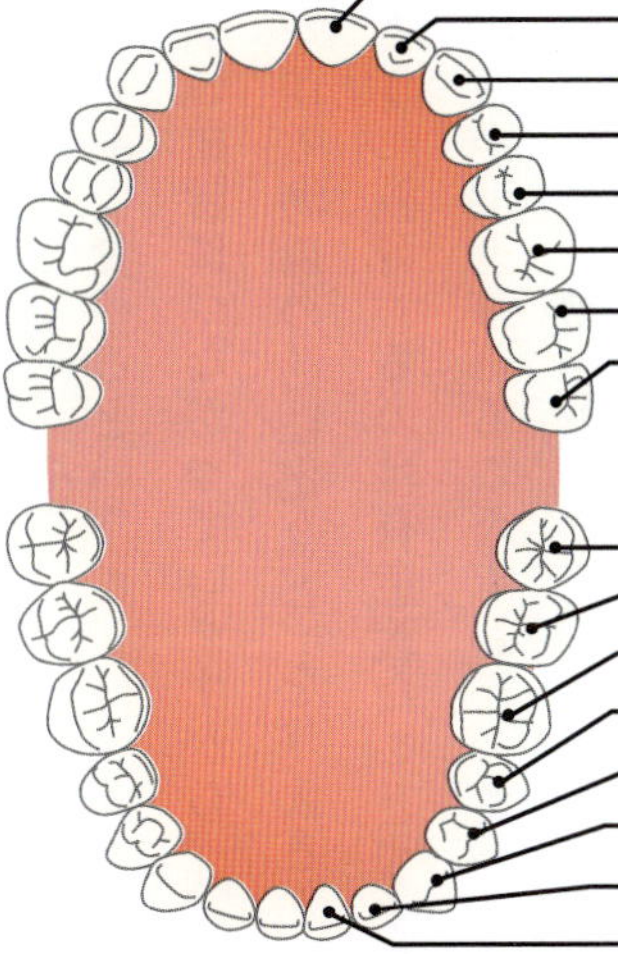


つまり、どこか1本の歯を抜いてしまったら、それは1本の機能の損失ではなく、対になっているもう1本、合わせて2本分の機能が失われることを意味するのです。

歯を失うことを軽く考えないでいただきたいと思います。ものを噛む歯の機能は精妙です。歯が抜けたら、入れ歯（義歯）やブリッジ、インプラントなどで失った歯を補うわけですが、やはり自前の歯がいちばんです。

だからといって無理やり残せばいいというものでもありません。歯根がプラプラの今にも抜けそうな歯を、両脇の歯にブリッジでつないだ状態の患者さんが来院されたことがありますが、こんな処置をするくらいなら抜いたほうがよいのです。

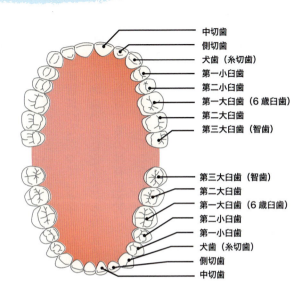

## 歯の健康を保ち、よく噛めば、認知症予防にもつながる

「よく噛んで食べると脳の働きがよくなる」ということを聞いたことはありませんか？よく噛んで食べるということは、あごの筋肉を活発に動かすということです。あごの血管は脳の血管につながっていますから、噛むことで血流がよくなり、脳の働きによい影響（記憶を司る海馬の活性化など）を与えるということのようです。お子さんによく噛んで食べるように教育するのは有意義なことですし、よく噛むことで胃腸の働きも活発になり、消化吸収が促進されることもわかっています。また、唾液の中の酵素には発がん物質の発がん作用を消す働きがあることも知られています。唾液の分泌を促すのは活発な咀嚼《そしゃく》です。

さらに注目していただきたいのは、噛むことが認知症の予防につながるということ。

神奈川歯科大の山本龍生准教授らが2012年に、『アメリカ心身医学会雑誌』に発表した研究報告（愛知老年学的評価研究／AGES）によると、歯がほとんどない（残存歯数が一桁）にもかかわらず義歯を使用していない人は、20本以上歯が残っている人より、認知症による要介護認定を受けた頻度が高く、そのリスクは1・85倍だったというのです。さらに、かかりつけの歯科医院がないと答えた人は、あると答えた人より1・44倍発症リス

クが高いという結果も報告されています。

山本准教授はその理由を以下のように推察しています。

①歯周病による慢性的炎症でつくられるサイトカイン（炎症性物質）が脳神経細胞に悪影響を与えている、②噛めないために脳の血流を促すことができない、③満足に噛めないために偏《かたよ》りがちな食生活となり、特に野菜や豆など認知症リスクを下げる食材を摂取できない。

「愛知老年学的評価研究（ＡＧＥＳ）」は、愛知県の自治体を中心に調査が行われた、高齢者を対象にした疫学（集団を対象として、病気の原因などを究明する医学分野）研究で、山本准教授らは、65歳以上の４４２５人を対象に調査しています。

自分の歯を守り、噛むことの重要性が実感できる報告ではないでしょうか。

## 歯周病による全身への悪影響

歯周病が進行することによって、歯周組織の破壊が起こり、歯を失うことになりかねないことは前述したとおりです。歯周病がこわいのはそれだけではありません。重度の歯周病は全身疾患につながるリスクがあるのです。

**歯周病と関連する疾患と悪影響**

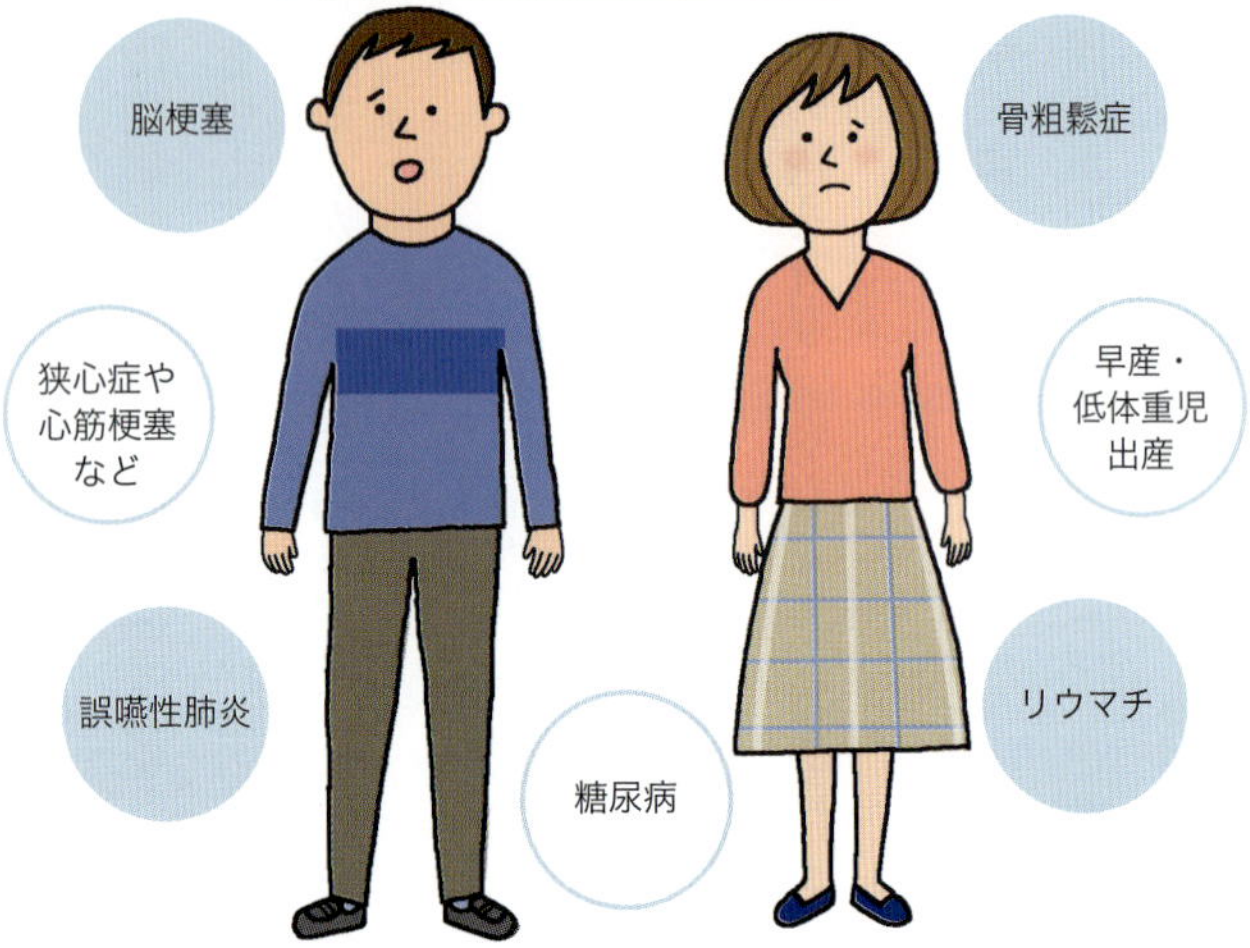
脳梗塞
骨粗鬆症
狭心症や
心筋梗塞
など
早産・
低体重児
出産
誤嚥性肺炎
リウマチ
糖尿病

歯周病との関連が報告されている疾患には、狭心症《きょうしんしょう》や心筋梗塞《しんきんこうそく》などの心疾患、脳梗塞、誤嚥性《ごえんせい》肺炎、糖尿病やリウマチなどの免疫疾患、骨粗鬆症《こつそしょうしょう》、さらに早産や低体重児出産のリスクが高まることも指摘されています。

なかでも、歯周病の人はそうでない人と比べて、狭心症や心筋梗塞では約2倍、脳梗塞では約2・8倍も発症リスクが高いという報告があります。これは歯周病菌が産生する内毒素や慢性的炎症でつくられたサイトカインが原因となって、血管の炎症・硬化、血栓の形成などに作用して動脈硬化を進行させた結果と考えられています。

歯と口の中の健康を軽視すると、命を落とすことにもなりかねないのです。

## 〜第2章〜

# ずばり教えます　歯科医院選びのコツ

# 日本中にあふれる歯科医院

## どこを見ても歯科医院、どこへ行けばよい？

「コンビニよりも多い」。これは、近年街中にあふれる歯科医院を評したコメントです。たしかに、特に都市部では駅近くの商業地のあちらにもこちらにも歯科医院。同じ通りに隣接しているのを目にすることもあります。

実際は、1990年（平成2年）の歯科診療所（入院病床20未満の歯科医療施設）開設数2985、廃止数1915だったのに対し、2015年（平成27年）には開設数1604、廃止数1344と増加にブレーキがかかっていますし（平成27年医療施設〈動態〉調査）、大都市圏とそのほかの地域では格差があるのですが、長年の増加による過当競争がずっと続いているわけです。2016年（平成28年）の全国の歯科診療所数は6万8592で、全国展開している主要チェーンのコンビニエンスストアの合計でも5万5000程度ですから、いかに多いかわかると思います。

私が歯科大学を卒業した1980年代はまだ、今のような過当競争はありませんでした。歯科医院の競争が激しくなったのは20年くらい前からだと記憶しています。2000年頃から増え続けて今は飽和状態です。

過当競争を防ぐために、エリアごとに歯科医院の数を調整する適正配置委員会というものが創設されたこともありましたが、これは独占禁止法違反と判断されて、すぐにストップがかかりました。医療サービスといえども、経済活動にあたるわけですから、自由競争を阻害してはいけないということで、乗降客数が多い駅周辺や、人気商業エリアなどは歯科医院だらけとなりました。

歯を治療しようとしている人にとって、多くの歯科医院を比較して選べるのはよいことのはずですが、そうでもないのがどうやら実情のようです。

街中にあふれる歯科医院の看板を見ても、どこに行けばいいのかわからず、インターネットで歯科医院のホームページを見ればどこもよさそうなことばかりが書かれていて、知人に聞いても自分に合うかはわからない。結局、症状が悪化して手近な歯科医院に飛び込む……。こんな歯科医院選びをしていませんか？

## 歯を改悪する歯科医師

好んで病院に行く人はいません。病気やケガを治す必要があって病院へ行くわけですが、必要があってもなかなか病院へ行かない病院嫌いの人がいます。病院嫌いのなかでも、歯科医院は特に嫌われがちなようです。

これはなぜでしょうか？「歯医者は痛いもの」という先入観が大きいと思います。ギュイーンという機械音、ガリガリと歯を削るイメージから、「苦痛」「怖い」「行きたくない」と連想されることは容易に想像がつきます。

さらに歯科医院への通院は1回で終わることはなく、ひどい歯科医院では1年にもおよぶことがあるようですから、「嫌い」「行きたくない」ということになるのでしょう。また、根管《こんかん》治療などでは歯科医師自身が治療のゴールが見えていないために、患者さんに明示されてしかるべき治療計画を示さない歯科医院も多いようです。いつ治療が終わるかわからないので、痛みがなくなったら、患者さんもめんどくさくなって通院しなくなるという悪循環も起こります。

誤解のないように説明しておきますが、腕のよい歯科医師の治療は痛みが少なく、痛いものの代表に挙げられる麻酔は格段に進歩しています。もちろん程度はありますが、痛い歯科治療は下手な治療なのです。また、しっかりした歯科医院は治療をはじめる前に治療計画を提示しますし、1年も通院し続けなければならないことなど通常はありえません。

コンビニの数を超える歯科医院があるなか、歯髄《しずい》（神経など）を除去する根管治療が不得意な歯科医師や、すぐに歯を削りたがる歯科医師も、じつは多数存在します。私たちの歯科医院には、広く関東全域から患者さんがいらっしゃいますが、そうした歯科医師の治療を受けてしまった結果、歯をボロボロにさせて当院へいらっしゃる方も少なくありません。そんな患者さんの口の中を見て、「どうしてこんなことになったのか」と唖然《あぜん》とすることがよくあるのです。

不適切な治療が横行する背景には、前述した過当競争があり、のちに詳述するように、保険制度で歯科治療（特に根管治療）の診療報酬が抑えられている現実があるのですが、だからといって、削らなくてもいい歯も削る治療が許されていいはずがありませんし、下手な治療をしてメンテナンスもしないなど論外です。歯科はほかの医科に比べて転院率が高いといわれています。症状が希望どおりに改善しないことから、前医をあきらめて歯科医師不信を募《つの》らせ、次々と転院する患者さんが多いのは事実です。

# 行かなくてもできる歯科医院選び

## 受診前編「受診前でもわかる7項目」

患者さんにとって、歯科医院はどこも同じように見えるかもしれません。けれども、歯科医師の医療に対する取り組み方、技量のレベルはさまざまで、患者さんが「行かなければよかった」と思われる歯科医院は、世の中に数多くあるのです。

歯科治療を受けるなら、真摯《しんし》に診療に取り組み、豊富な医療知識があって、高度な技術を持っている良心的な歯科医師がよいのはいうまでもありません。ここではまず、実際に治療をはじめる前でも、医院の雰囲気、広告やホームページからわかる歯科医院選びについて紹介しましょう。よくある「歯科医院選び」の本やホームページとは違うポイントがかなりありますが、これが私独自の見解です。歯に衣着せずにずばりいうのは、歯科治療の現状を懸念しているからだと、ご理解ください。

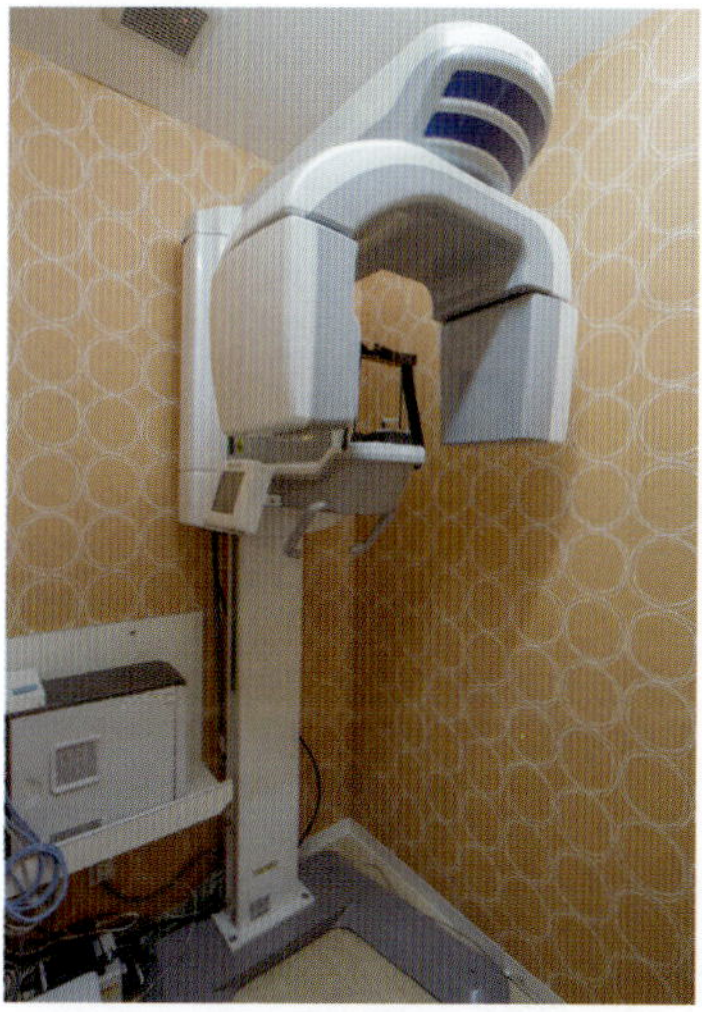

歯科用CTは今や根管治療に欠かすことのできない必需品。患部を0.1ミリ幅程度の断層画像で見ることができる。

**１　入口の雰囲気は歯科医師のやる気の現れ、古臭いのは完全ＮＧ**

頑固一徹、職人気質の腕のよい歯科医師がやっているのでは、というような幻想を抱いてはいけません。ラーメン屋ではないのですから「まずかった」では済みません。抜く必要もない歯を抜かれてからでは遅いのです。

**２　ＣＴがなければ正確な診断はできない**

歯科用ＣＴ（コンピュータ断層撮影）は今や歯科の必需品です。総合歯科医院として、この設備がないところはＮＧです。特に根管治療を行う際、レントゲンだけでは根が複数ある奥歯などを立体的に把握することは難しいため、ＣＴは不可欠です。

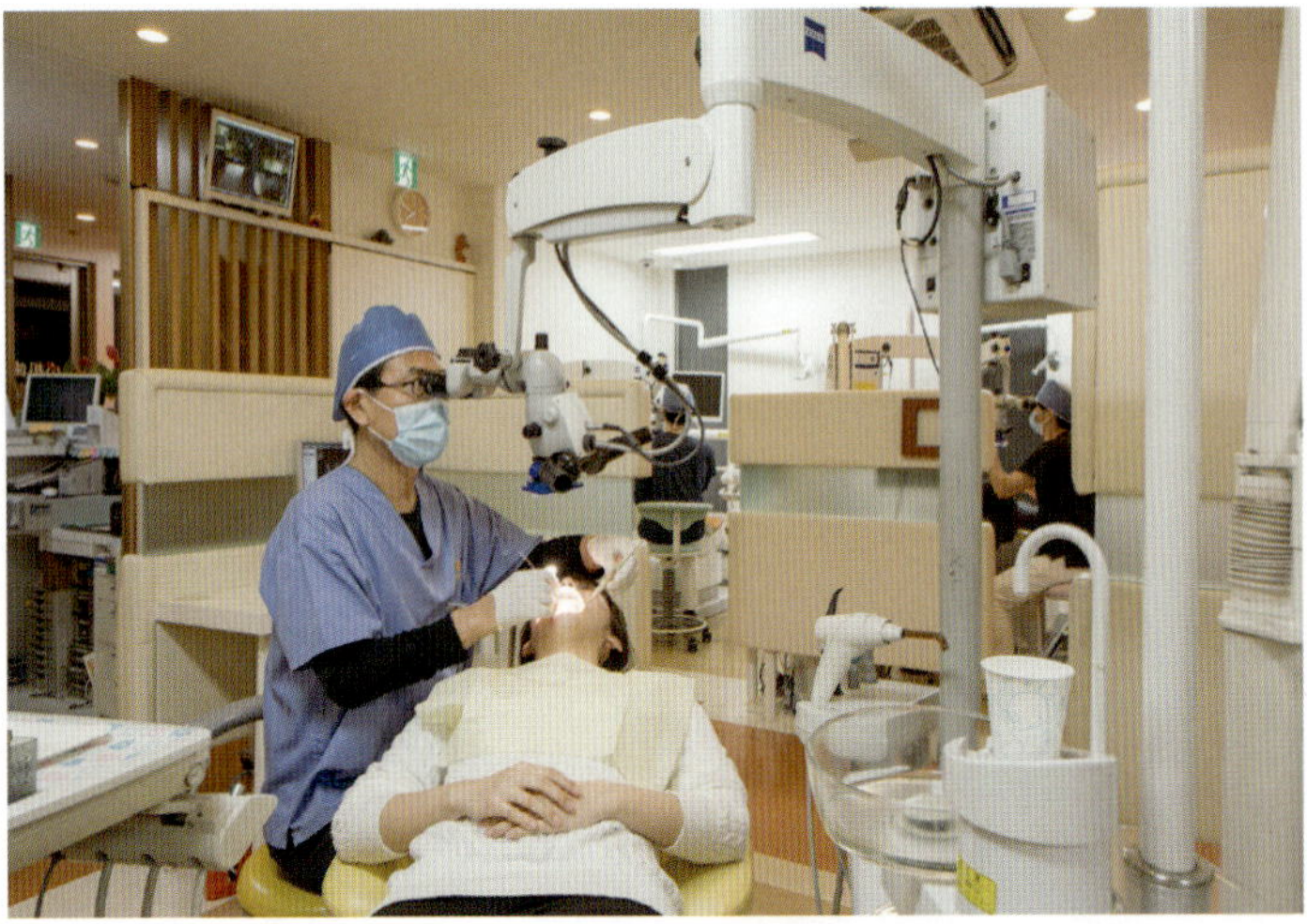
マイクロスコープを使用して、治療をする著者。

ところが8〜9割の歯科医院はCTを備えていないか、備えていてもインプラント（人工歯根《しこん》）治療のみに使っています。

歯科医院のホームページや看板広告などには、設備についての記載があります。CTを備えているかいないか、どのような治療に活用されているのかをホームページなどで確認できなければ、足を運ぶ前に電話で問い合わせてみましょう。電話の応対が悪いところは、この時点で当然NGです。

**3　マイクロスコープを使っていればベスト**

歯科用マイクロスコープ（実体顕微鏡）を導入することによって、これまでは経験と勘に頼っていた根管治療を目で見て確認しながらできるようになりました。

マイクロスコープは高価なため、普及率は全歯科医院の10パーセントくらいですから、備えていれば意欲的と判断できますが、日々使っていないと使いこなせない設備です。インプラント治療だけに使っているなどと、マイクロスコープのありがたみをアピールする歯科医院は、むしろ避けたほうがよいかもしれません。ちなみに私たちの歯科医院では、全部で20台のマイクロスコープをどんな治療にもフル活用しています。

## 4　外から見て待合室に患者さんがいること

週末の夜、ガラガラに空いたレストランに入りたいと思いますか？　歯科医院も同じこと、待合室は歯科医院に対する患者さんの評価の現れです。外から待合室の様子がそれなりにうかがえるようにしていることも大切です。

## 5　歯科衛生士が多数在籍していること

「歯科医師１人に対して２人以上の割合で歯科衛生士がいる」歯科医院をおすすめします。大切な定期メンテナンスと医院経営の両面から、歯科衛生士は重要なのです。

歯科衛生士は歯科医師のアシスタントではありません。口の中の状態をチェックし、歯科疾患の原因となる歯石や歯垢《しこう》を除去して、セルフケアの指導をする存在です。

じつは治療に時間をかけるよりも、歯科衛生士が行うメンテナンスのほうが「診療報酬対時間」の割合が高いものもあり、メンテナンス型歯科医療が患者さんにとっても歯科医院にとってもよいのですが、歯科衛生士は不足気味です。

では、歯科衛生士がいない歯科医院は何を考えるか？　手っ取り早く診療報酬を得るために歯を削ることを考えるのです。詳しい説明もないまま歯が削られ、詰めものが入っていたという事態は避けたいものです。

## 6　インプラントも治療メニューに入っていること

「お金だけ取って不具合に対応しなかった」「総入れ歯の人をつかまえてきて、むりやりインプラントにする」など、高額医療トラブルが問題になったこともあり、インプラント（人工歯根）治療の悪いイメージが今なお残っているのは残念ですが、インプラント治療は日進月歩。インプラントの予後は10年で95％以上が良好です。

患者さんの選択次第ではありますが、私は歯を失ったときにそれを補うものの第一選択はインプラントだと考えています。インプラントが治療メニューにないということは、30年前からある入れ歯とブリッジしか選択できないということ、歯を抜かなければならないときの治療選択肢が限定されているということです。

## 7　歯列矯正《きょうせい》も治療メニューに入っていること

歯並びが悪いと、むし歯や歯周病になりやすくなります。治療を万全にするために歯列矯正が必要になることがあるわけですから、歯列矯正がメニューにないということは治療を完結できない場合があることを意味します。歯を削るだけの歯科はダメなのです。矯正が必要な場合、大人であっても時間をかけて矯正します。

なお、「指導医」を看板にしている歯科医院がありますが、この資格は7年以上の臨床経験がある歯科医師が2名いて、厚生労働省指定の研修会に2日程度参加すれば取れます。医療技術とは関係ありません。

# 受診後にわかる歯科医院の良し悪し

## 受診後編「歯科医師の対応で判断する6項目」

歯科医院の入口や広告、ホームページに書かれた情報から、納得したうえで歯科医院選びをしたとしても、実際に行ってみて、あるいは治療をはじめてから不具合に気づくこともあります。そんな場合でもけっして手遅れではありません。どうしても得心がいかなければ、転院もやむをえません。以下、受診後に判断する歯科医院選びのポイントについて、説明します。

### 1　歯科医師とスタッフとの間のコミュニケーションは取れているか？

スタッフ間のコミュニケーションが円滑に取れていることは、治療も円滑に行われていることの証《あかし》です。歯科医師とスタッフがろくにコミュニケーションもとらず、雰囲気が殺《さつ》伐《ばつ》としているような歯科医院は当然ダメです。当院に転院してきた患者さんが、「雰囲気の悪いところは5分でわかる」といっていたことがありました。また、歯科医師も人間ですから相性の問題もあります。「ここは合わない」と思ったらやめたほうが賢明です。

## 2　治療計画を示してくれること

どの歯にどのような治療を行うのか、その回数や費用がどれくらいになるのか、治療計画を明示するのは歯科医院の責務です。特にインプラント治療を含む場合などは、地ならしをして家を建てるようなものですから、詳細な費用や行程の書面での明示が必要です。ところがこれをしない歯科医院が多いのです。

私は、保険診療と保険外診療（自由診療）の枠を越えて、治療計画を示すべきだと考えています。重度の歯科疾患に進行してしまっている患者さんの場合、保険診療のなかだけでベストな治療ができるとは限りません。保険診療だけでは選択肢がせまいのです。3割自己負担の保険診療に対して、保険外診療（自由診療）は全額自己負担ですから、多額な医療費の負担が重すぎる患者さんは次善の治療を選ぶことになるかもしれませんが、まず、最善の治療を提示するのが、よい歯科医師だと思います。

## 治療を開始するまでの歯科診療の流れ

### 1 問診・診察
口の中の検査、レントゲン撮影などで診断。痛みが激しい場合などは応急処置。

### 2 口腔衛生の指導
口の中の状況に応じて、歯科衛生士がセルフケアの仕方を指導。

### 3 治療計画の提示
初診時の診断を元に、治療計画を立てて、患者さんに提示。

### 4 クリーニング
治療をはじめる前に、歯石や歯垢の除去など、口の中のクリーニング。

**3 痛くもないのに、初診でいきなり歯を削る治療をはじめないこと**

あってはいけないことなのですが、往々にしてあるようです。痛みが我慢できない場合は応急処置をしますが、基本的には、①「問診・診察」→②「口腔《こうくう》衛生の指導」→③「治療計画の提示」→④「クリーニング」を経て、治療を開始するのが通常の診療の流れです。

**4 歯科衛生士の指導があること**

むし歯も歯周病も原因は口の中の不衛生です。ふだんの生活習慣やセルフケアに問題があり、細菌が繁殖する環境になったのですから、治療をはじめる前に、まず口の中をきれいにする習慣を徹底する必要があります。意

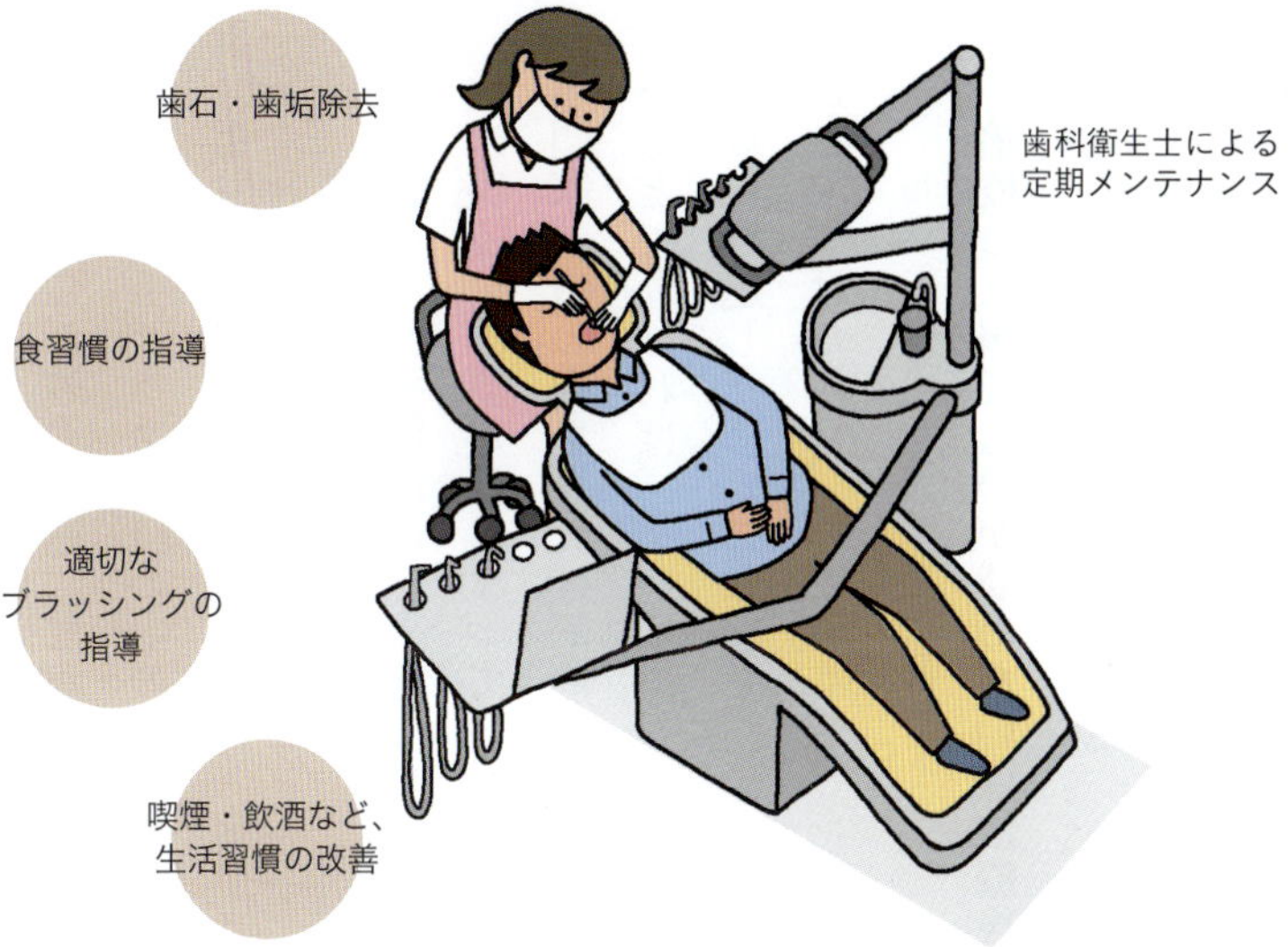


外に間違っていることが多いブラッシングの仕方、食生活（偏食、硬いもののとりすぎ）、喫煙・飲酒などの生活習慣の改善についての指導をするところがよい歯科医院です。

**5　治療の前後にしっかり説明があること**

その日の治療内容の事前説明、治療後の状態の説明をするのは歯科医師の責務です。患者さんが自分の口の中を見ることは困難ですから、私たちの歯科医院では、治療前後にマイクロスコープの動画機能を使って説明していますが、これは稀《まれ》なケースでしょう。

**6　メンテナンスの提示があること**

よい治療ができても、その後のケアが不備

では、同じことのくり返しになります。3〜4か月に一度、定期的なメンテナンスでのセルフケアのチェック、口の中のクリーニングが歯科疾患の再発予防につながります。同じ歯科衛生士が継続してメンテナンスを担当してくれるのがベストです。

## 治療内容編「歯科医師の技術を見きわめる5項目」

次は実際に治療がはじまってわかる歯科医院の良し悪しについてです。

専門家が口の中を見れば治療の良し悪しはすぐわかるのですが、患者さんは治療を完了したあとでなければ、よい治療だったのかどうかは判断できないと思います。場合によっては数年経過したあとでないと、よい医師だったのか判断できないこともあるでしょう。

ここで挙げたのは、いずれも避けたほうがよい歯科医師と歯科医院です。

### 1　治療した歯でものが噛めない、治療後すぐにものがはさまる

治療したはずの歯でものが噛めない状態がずっと続く場合は、根管治療の不備（第4章で詳しく述べます）が考えられます。治療後すぐにものがはさまるのは、ずさんというより下手のきわみです。

## 2　麻酔がやたらに痛い

我慢できないほど麻酔が痛いときは、以下が考えられます。

①太めの注射針を使っている――極細の使い捨て注射針を使用するべきです。

②最初に針をさすところが間違っている――正しくは歯槽《しそう》粘膜という部位にさします。歯のそばの硬い歯肉にさしたら痛いに決まっています。

③注射針をさすときに粘膜を引っ張っていない――歯槽粘膜を引っ張って太鼓の皮のようにすれば、痛覚点が分散し痛くありません。

④針先を見ていない――マイクロスコープを使用して針先を確認しながら行えば、注射針をさす深さを最小限にすることができます。

⑤電動麻酔器を使っていない――手で行う麻酔は手ぶれしますし、一度に注入する麻酔薬の量が多いので痛くなりがちです。

## 3　痛みがないのに、むやみに抜髄《ばつずい》しようとする

重度のむし歯で、象牙《ぞうげ》質の中の歯髄（神経など）まで細菌の感染が進んでしまった場合、放置しておくと歯髄が壊死《えし》し抜歯に至ることがあります。これを防ぐのが根管治療の抜髄

です。痛みがない場合は歯髄は感染していないことが多く、当然、抜髄する必要はありません。むやみに抜髄しようとするのは、削らなくてもよい歯を削るような不適切な治療の典型。少しでもよけいに診療報酬を得ようとしているとしか思えません。

## 4　根管治療がやたらに長い

歯髄にまで細菌感染が進んでしまった場合に行う根管治療は、1～2回で終えるのが理想です。1回あたりの治療時間が5分程度で、それが半年も続くなど適切な治療をしていればありえません。通院するたびに、歯髄を除去した根管に詰めておいた薬剤などをやたらと交換することが多いのは、治療のゴールが見えていない証拠で、治療を進めたくても正しい処置がわからないので時間がかかるのです。こういう歯科医師は長々時間のかかった治療が終わったことにしても、根管充填《じゅうてん》という処置がうまくいっていない場合が多く、治療した歯に被せものをしたあとでも噛めない状態が続くことがよくあります。

一方、初診時からむやみに歯を削り抜髄する乱暴な歯科医師と、適切な治療をして1～2回で終える歯科医師との違いが患者さんにはわかりにくいかもしれません。前述したほかの項目を勘案し、総合して判断していただくしかありません。

**ブリッジとノンクラスプ義歯**

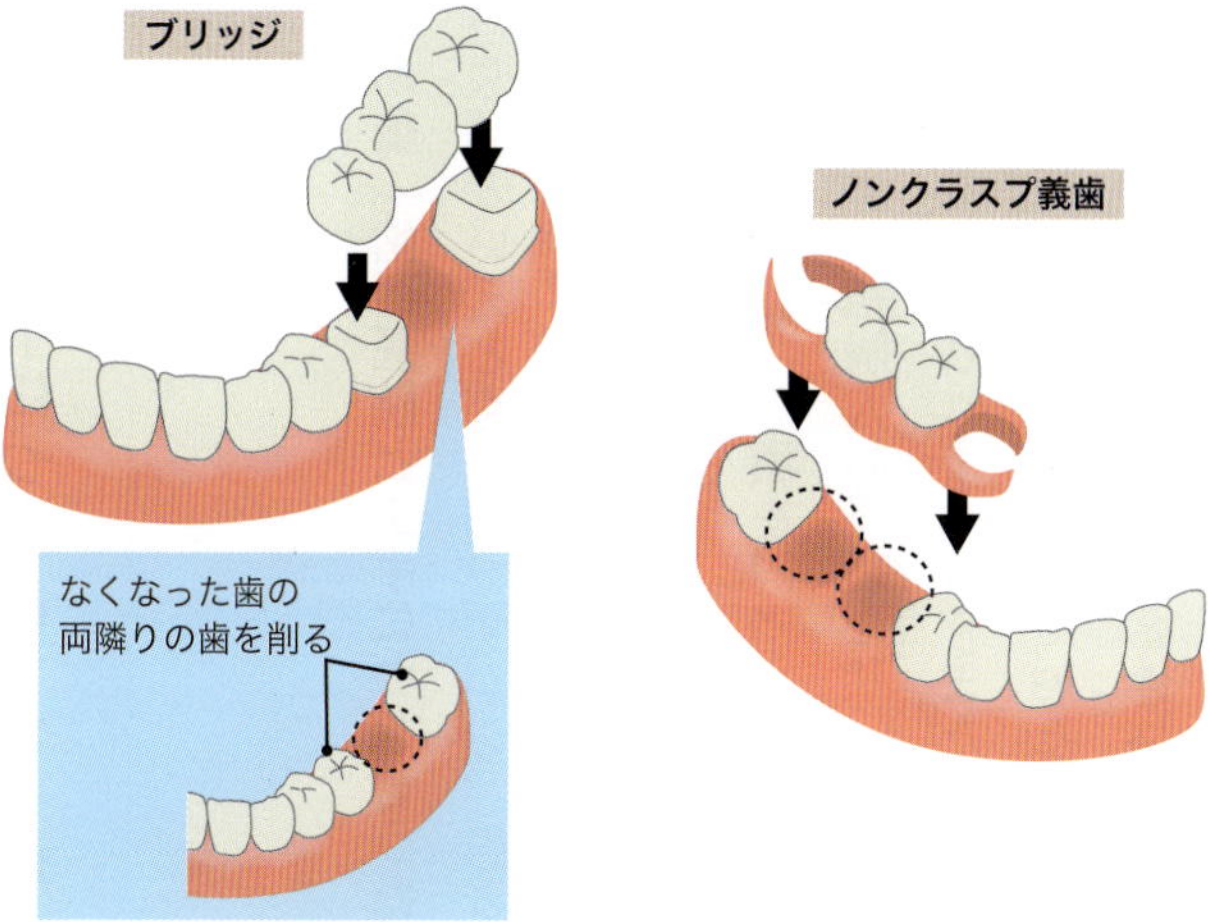


## 5　インプラントの提案がなく、ノンクラスプ義歯やブリッジをすすめる

歯を抜かざるをえない場合、ブリッジもノンクラスプ義歯も、長い目で見れば義歯を支える両側の歯を傷めます。ブリッジは義歯を支えるために両側の歯を削らなければなりません。ノンクラスプ義歯は従来の金属の止め具ではなく樹脂の止め具で義歯を固定するため目立たず人気があるのですが、噛んだときに義歯にひずみが生じ、止め具のかかっている歯に負担をかけて寿命を短くします。

インプラントは高額な自由診療ですから、無理にすすめる歯科医院はNG、いくつかの選択肢と費用、支払い方法と時期を明示してくれる歯科医院をおすすめします。

# 歯科医院と上手につき合ってください

## 患者さん編「歯科医院と上手につき合うための6項目の提案」

歯科医師といえども人間ですから、患者さんとの相性があります。プロである以上、相手が誰であろうと、症状を正確に診断し最善を尽くして治療にあたらなければならないのですが、やりにくい、治療に集中しにくい患者さんはいるものです。

以下の6項目は、診療を円滑に運ぶための患者さんと歯科医院・歯科医師とのつき合い方の提案です。私個人の経験に基づいたものですから、あるいはほかの歯科医師とは見解の相違があるかもしれません。また、「歯医者の勝手ないい分だ」と思われるかもしれません。その点をご承知おきいただいたうえでお読みください。

なお、どうしても歯科医師と性格的に合わないようなら、転院したほうが患者さんと歯科医師双方のためによいと思います。

## 1　キャンセルはせずに予約時間を守ってください

患者さんが多く訪れる歯科医院では予約時間を守らない患者さんがいれば、ほかの患者さんに迷惑がかかることになります。直前になってからのキャンセルも、当然さまざまに影響を及ぼしますので歓迎できません。急用でキャンセルせざるをえないこともあるでしょうから、ある程度はやむをえないものと承知しています。

ちなみに歯科医院の予約キャンセルは予約患者さん全体の５パーセントを切ることは不可能といわれていて、これが10パーセントを超えた場合は、逆に歯科医院側に問題があるのではないかといわれています。

## 2　専門家としての話をしっかり聞いてください

患者さん自身が仕入れてきた情報を披露し、歯科医師の説明をしっかり聞いてくれないのは困ります。「近所のおばさんがいっていた」などはかわいいほうで、インターネットで拾ってきた中途半端な知識で、診療を批判をするのはいかがなものかと思うことがあります。「この人はいったい何をしに来たんだろう」と思うケースです。賢い患者さんは医師の説明をしっかり聞いたうえで、確認したいことを上手に質問してきます。

## 3　前医をむやみに批判しないでください

不適切な治療を受けて再治療のために転院した人は前医を批判したくなると思いますし、歯が悪化した経緯は必要な情報ですが、ものにはいい方や程度というものがあります。なだめても批判を通り越した悪口をやめず、すべて歯科医師のせいにして、そもそも治療が必要になったセルフケアの不備を振り返るところがない。こんな方に出会うと、「ちょっとでも気に入らなければ、次は私もいわれるんだな……」と、苦笑いをしてしまいます。

## 4　できるだけ柔軟に考えてください

先入観にとらわれず、柔軟性のある人には治療計画も提案のしがいがあります。逆に固定観念ができあがっていて提案を受け入れない人もいます。たとえば、インプラントを提案すると「いらない」といい、「義歯がいいんですね」とたずねると「いやだ」という。途方にくれるケースです。また、最初から保険診療だけと決めている方がいらっしゃいますが、これも柔軟に考えていただきたいと思います。保険外診療(自由診療)を拒否されると、治療の選択の幅がせまくなり、最善の治療ができない場合があるからです。けっして診療報酬の問題ではありません。誤解のないように申し添えておきます。

## 5　自分でもしっかり口の中に関心を持ってください

ひとことでいえば、医者まかせにしない人、ちゃんと努力してくれる人が賢い患者さんです。歯科医療に限らず、すべての治療は医師だけで完結できるものではありません。患者さん自身の取り組みが大切なのです。そのためには、必要最小限度でも病気に関する知識を身につけ、自分の口の中の状態を把握して、予防とセルフケアの意識を持つことが必要です。

第1章でも述べましたが、長い間の予防意識の浸透がその地域の医療を変えることがあります。予防意識が浸透している地域では入れ歯の人は少なく、予防意識が低い地域ではその逆に入れ歯の人だらけということがあるのです。

## 6　「歯科医療は痛いもの」と思い込まないでください

歯を治療していると、なかには飛び上がるように痛がる人がいます。歯科医師にとってはたいへん治療しにくい患者さんです。体質の問題であればしょうがないのですが、痛いものという思い込みによる場合も多いように感じます。

**歯科医院と上手につき合ってください**

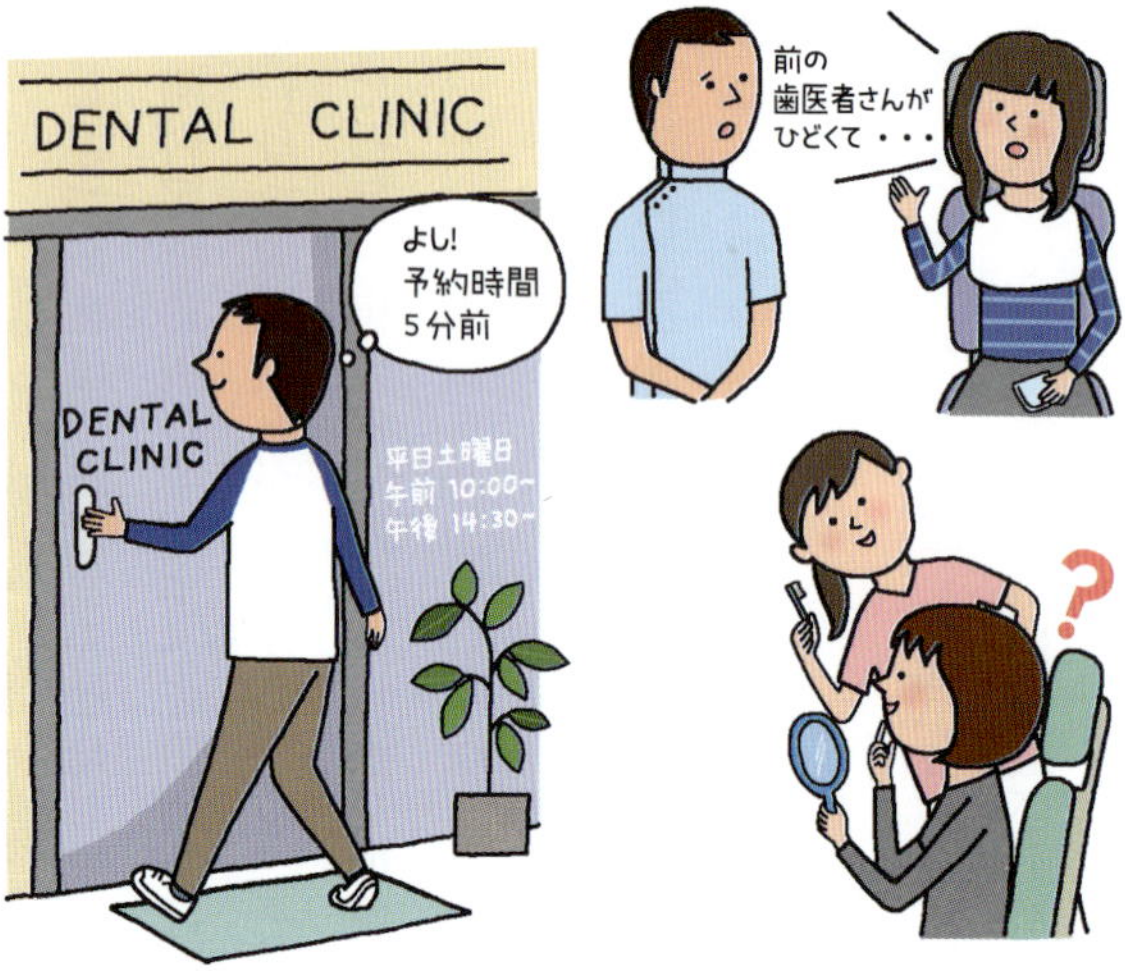


「歯科治療は痛いもの」という思い込みを捨てていただけるよう、すべての歯科医師が患者さん本位の診療に取り組んでいくことで解決できるのかもしれません。

## 情報に振り回されないでほしい

インターネット時代の今は、あらゆる情報がネット上に氾濫《はんらん》しています。歯科医療に関する本もたくさん出版されています。

　患者さんが歯科疾患や治療について知る機会は、ひと昔前に比べて格段に増えていますが、インターネットの場合、あてにならない情報も少なくありません。

　特に口コミ情報には気をつけてください。歯科医院の評価などは何か恨みでもあるかのようなひどい書き込みや、宣伝と気づかれないように患者さんを誘導するステマ（ステルスマーケティング）が多いといわれています。ステマの例でいえば、乳酸菌Blism18を使っている某歯みがき剤の評価がステマの極致です。むし歯の原因菌に対して確実に有効と確認できているのはフッ化物のみです。

また、あるウェブサイトの「よい歯医者の見つけ方」には、「自院でできない治療はほかの歯科医院を紹介する」という項目が上位に入っていましたが、できる治療だけやって、ほかは紹介して済ますというのは無責任だと思いませんか？　そんなことをするくらいなら、最初からほかの歯科医院を紹介したほうが患者さんのためになるはずです。また、専門領域に特化した歯科もあるので一概にはいえませんが、総合歯科であれば「できないことがある」のは歯科医師の力量不足にほかなりません。

インターネットで歯科医療について調べる場合は、情報発信者が信頼できるのか、単なる思い込みによる口コミではないのかなど、慎重に判断する必要があると思います。

一方、本の場合は歯科医師や医療ジャーナリストなど専門知識の裏づけのある書き手が情報発信者となっている場合がほとんどですから、玉石混交《ぎょくせきこんこう》のインターネットより信頼性は高いといえると思います。

ただし、念頭に置いていていただきたいのは、歯科医師それぞれの考え方があり、いろいろな立場があるということです。

たとえば、私はあらゆる歯科領域をカバーする総合歯科医院を運営して、保険診療だけでなく保険外診療（自由診療）も扱い、歯を失った場合の第一選択をインプラントと考えています。私とは逆に保険診療だけのほうが患者さんの利益になると考え、インプラントを否定する歯科医師もいます。インプラントを批判する歯科医師は、そもそもインプラント治療を手がけていないことが多いので、当然、主張する内容はまったく違うわけです。

私は、私の歯科医療に対するスタンスが最も患者さんのためになるものと考えていますから、この章で紹介した歯科医院の選び方も、私独自の考え方やスタンスを反映しています。私と考え方の違う歯科医師なら、私とは逆に「インプラントをすすめる歯科医師は信頼できない」と書くかもしれません。

本でもインターネットでも、ひとつの情報源だけに頼って信じ込むのは危険です。信頼できそうないくつかの情報源を比較して、ご自身の歯を守るためにバランスの取れた知識の吸収を心がけてください。本書も信頼できる情報源のひとつと評価していただければうれしく思います。

## 知ってほしい歯科医院事情

歯科医院には、歯を削ったり抜いたりすることを主とする治療重視型と、歯科衛生士による予防も治療メニューに加えたメンテナンス重視型があります。自分の歯を大切にし、できるだけ長持ちさせるという視点に立つと、選んでほしいのはメンテナンス重視型の歯科医院です。ところが、前述したように歯科衛生士は不足気味で、統計によると歯科医院に１人強しかいません。私たちの歯科医院のように15人ほどの歯科衛生士がいる医院もある一方、まったく歯科衛生士がいない歯科医院もあるのが現状でしょう。

歯科衛生士が多数在籍している歯科医院はメンテナンス重視型といえますが、歯科医師による治療に力を入れていないというわけではなく、治療後に歯科疾患を再発させない予防対策についても力を注いでいるということです。

ところで、「抜かない」「削らない」歯科治療という表現を目にしたことはありませんか？歯科医師が書いた本のタイトルだったり、歯科医院のホームページなどのキャッチコピーだったりするのですが、私はおかしな話だと思っています。削らなければならないことは必ずあります。また、残して悪影響のある歯は抜かなければならないのです。

自前の歯を残すことが大切とされ、また、未熟なインプラント施術による医療事故が跡を絶たないことから、できるだけ「抜かない」、可能なら「削らない」ことを強調するあまり、そういうことになったのだと推測できるのですが、最も重要なのは「むし歯をつくらない」「歯周病にならない」ことのはずです。

くどいようですが、何よりも大切なのは患者さん自身が、日頃の口の中のケアに積極的に参加することです。半年に一度、歯科医院に行って歯石を取ってもらうだけではダメなのです。しっかり歯をみがいていれば歯石はほぼつきません。そしてむし歯にもなりにくくなります。定期メンテナンスのときに歯科衛生士が口の中の環境を確認してモチベーションを上げていく、これが歯を失わないキーポイントだと私は思っています。

## あえて患者さんに提案したいこと

この章の最後に、患者さんにあえて提案したい点についても、申し上げておきたいと思います。

まず、痛みが激しくなるまで放置して、いよいよ我慢できなくなってから歯科医院に飛び込むのはやめましょう。「忙しい」「歯医者は嫌い」など、理由はいろいろあるでしょう。

歯科治療はチームプレー

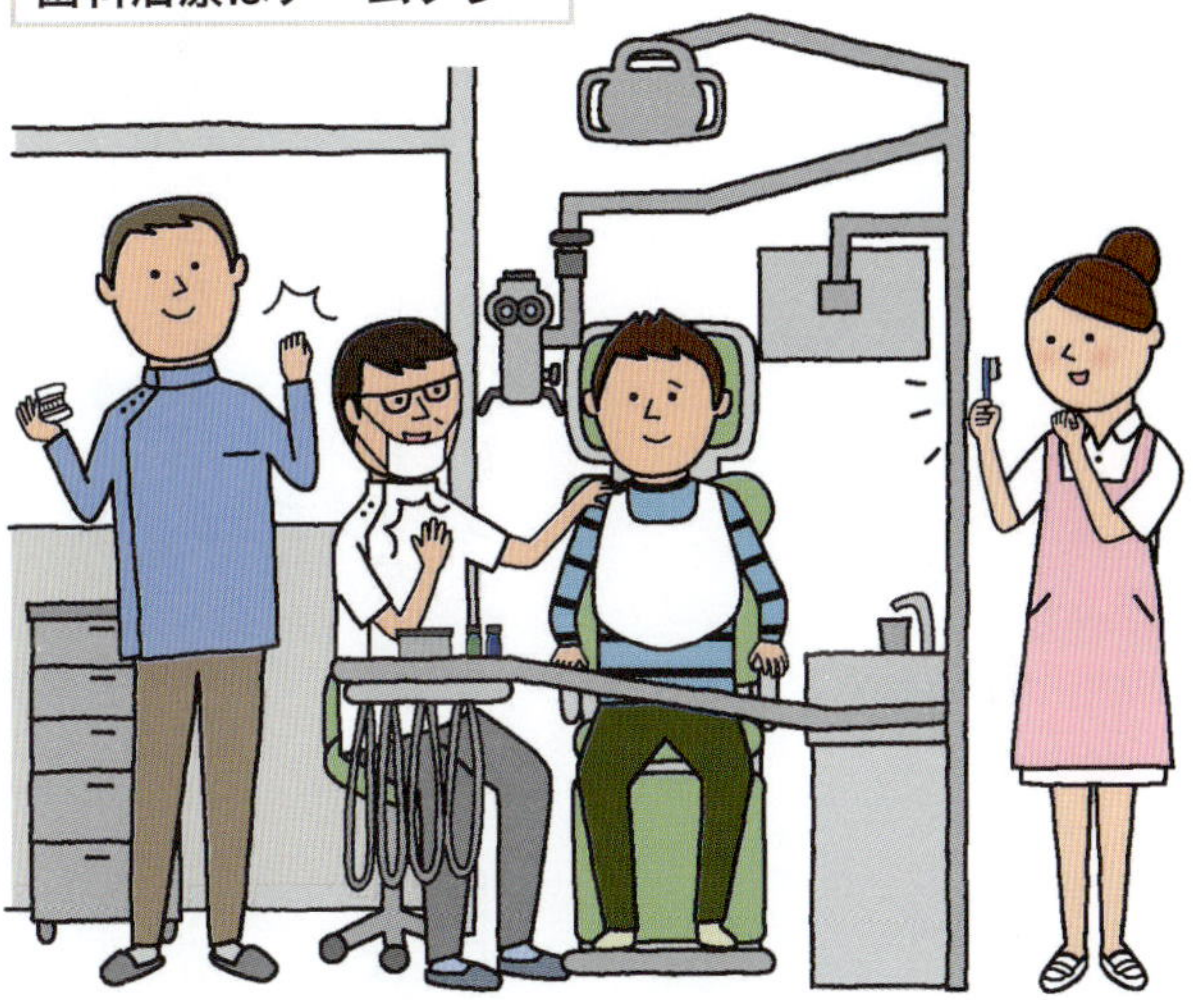

しかし、これでは歯科医院選びどころではありません。腕がよくて人気のある歯科医院は予約しにくい傾向がありますから、「早く治療してくれるところ」に飛び込んで、あとで悔やむことになります。こうした行動は予防軽視の生活習慣の結果であることも自覚してほしいと思います。

また、なんでも歯科医師まかせにする姿勢もよい結果を招きません。専門家である歯科医師の意見は尊重してほしいと思いますが、「よくわからないからおまかせ」という人が多いのは、日本人の悪いところだと思います。

歯科治療は患者さんと歯科医師、歯科衛生士、そのほかのスタッフによるチームで完結するものと考えてください。誰かの努力や理解が欠けると、チームプレーはうまく成立しないのです。

新しいもの好きの患者さんのなかには、オゾンでむし歯の原因菌を殺菌する「オゾン治療」などに飛びつきたがる人もいます。「おまかせ」の人とは逆で、積極的に知ろうとするのはよいことなのですが、突然現れてくる、今まで聞いたことのない治療法はだいたい眉《まゆ》唾《つば》と思って間違いありません。

そして最後に、歯科治療は痛くなければいい、早ければいいというものではないということを、ぜひ知ってもらいたいと思います。

～第3章～

# 重度のむし歯を治す根《こん》管《かん》治療

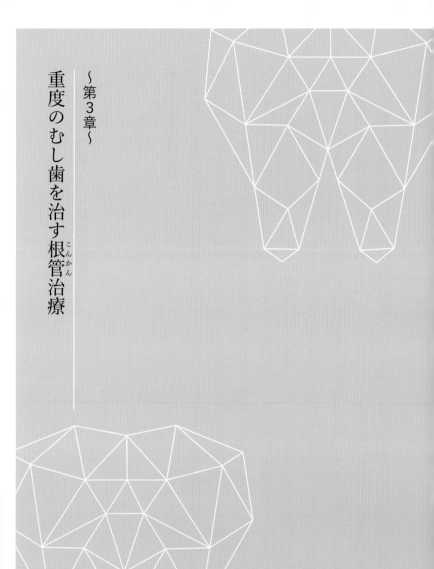

## むし歯の進行と治療の実際

### 進歩する歯科治療

不心得な歯科医師による乱暴な治療や、技術不足による不適切な治療が、じつは数多く行われていることを前章で述べましたが、これで患者さんに絶望されては歯科医師の1人として立つ瀬がありません。数十年前と比べれば、歯科医療自体ははるかに進歩しているのです。以前と比べて患者さんの歯を守りたいという意識や要求が高くなりましたが、それに応えるまでには至っていない歯科医師が多いというのが現状なのだと思います。

むし歯の治療は進行に応じて変わります。初期のむし歯では、削らずに治す考え方が主流になっていますし、今までは大きく削らなければ治せなかったむし歯も、できるだけ削らずに治す手法も確立されています。ここでは、むし歯の進行に応じた基本的な治療法を紹介します。左の表は私たちの歯科医院で行っている標準的な歯科診療の流れです。

## 診療の流れ

**STEP1　初診時カウンセリング**

■応急処置＋検査＋審査・診断

レントゲン撮影、口腔内写真撮影、必要に応じて唾液検査、むし歯と歯周病ポケットの検査。

**STEP2　初期治療**

■正しいホームケアの指導

むし歯や歯周病予防を目的、患者さんの症状に合ったケアの方法を指導。

■歯石取り、またはクリーニング

歯の表面に付着する歯垢（プラーク）や歯石などを除去。

■治療プランの提示

口の中のクリーニングが完了した時点で治療プランを提示。

**STEP3　治療**

■むし歯や歯周病の治療

むし歯や歯周病の進行に応じた治療。治療が必要な歯が多い場合には、治療が長期間に及ぶこともある。

**STEP4　治療終了**

■再評価（最終確認）

口の中の検査、ホームケアの見直し、クリーニング、必要に応じてレントゲン。

**STEP5　終了後**

■定期的メンテナンスに移行（1〜4 か月ごと）

口の中を健康な状態に保ち、むし歯や歯周病の再発を防ぐために、検診、口の中のクリーニング、ホームケアの指導などを行う。

※「医療法人社団 敬友会」で実施されている診療の流れ

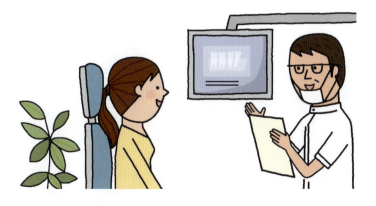

## むし歯の進行

第1章で述べたように、むし歯の進行はC0〜C4の5つのステージで示します。ざっとおさらいしておきましょう。

C0は「初期むし歯」ともいいます。ごく軽度のむし歯で、むし歯になる一歩前の状態と考えることもあります。C1からC4が本格的な歯科治療が必要なステージで、C1は人間の体のなかで最も硬い、歯の表面を構成するエナメル質にできた軽度のむし歯、C2はエナメル質に穴が開き、歯の内部の象牙質《ぞうげ》まで進んだむし歯です。C3は象牙質に完全に穴が開き歯髄《しずい》にまで及んだむし歯です。C4は歯冠部（歯ぐきから出ている部分）がほとんど崩壊して、歯根《しこん》だけが残ったむし歯です。

## C0とC1のむし歯治療

まだエナメル質の表面には穴が開いていないC0、エナメル質が酸で溶かされて穴が開いたC1ともに、歯を削らずにむし歯の進行を止めることが治療の主眼です。正しいブラッシングの指導と、再石灰化を促すフッ化物（いわゆるフッ素）などを歯の表面に塗ります。

**C0とC1のむし歯治療**

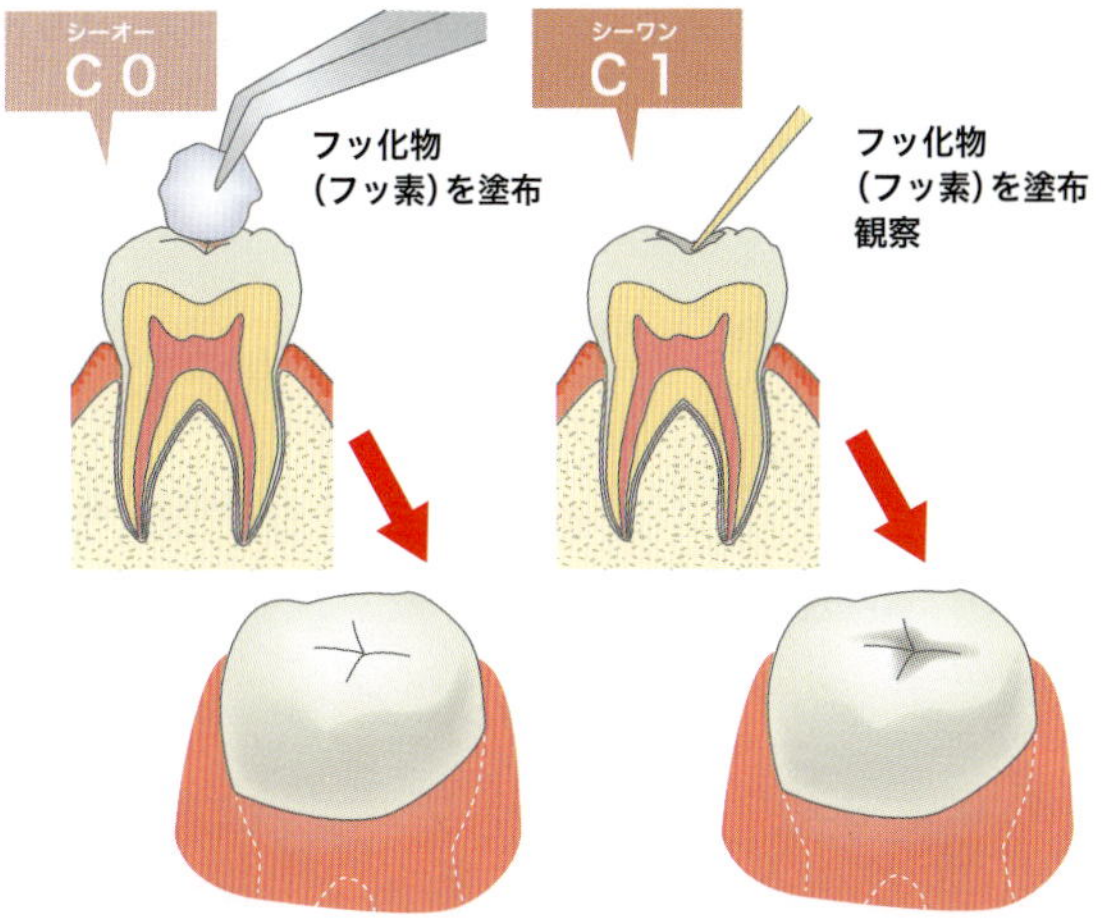


ごく軽度のC1であれば、再石灰化を促すことでC0の状態に戻すことができます。「かかりつけ歯科医機能強化型歯科診療所」の認定を受けている歯科医院では、大人でも月1回のフッ化物塗布を保険で受けることができます。

## C2のむし歯治療

エナメル質の内部の象牙質にまで細菌が侵入した状態で、しみるように痛む段階です。細菌のいる病巣部を削り取り、削った部分は修復材で埋めます。

治療中にも痛みを感じることが多いため、私たちの歯科医院ではC2のむし歯も必ず麻酔をしてから治療を行います。

## C2のむし歯治療

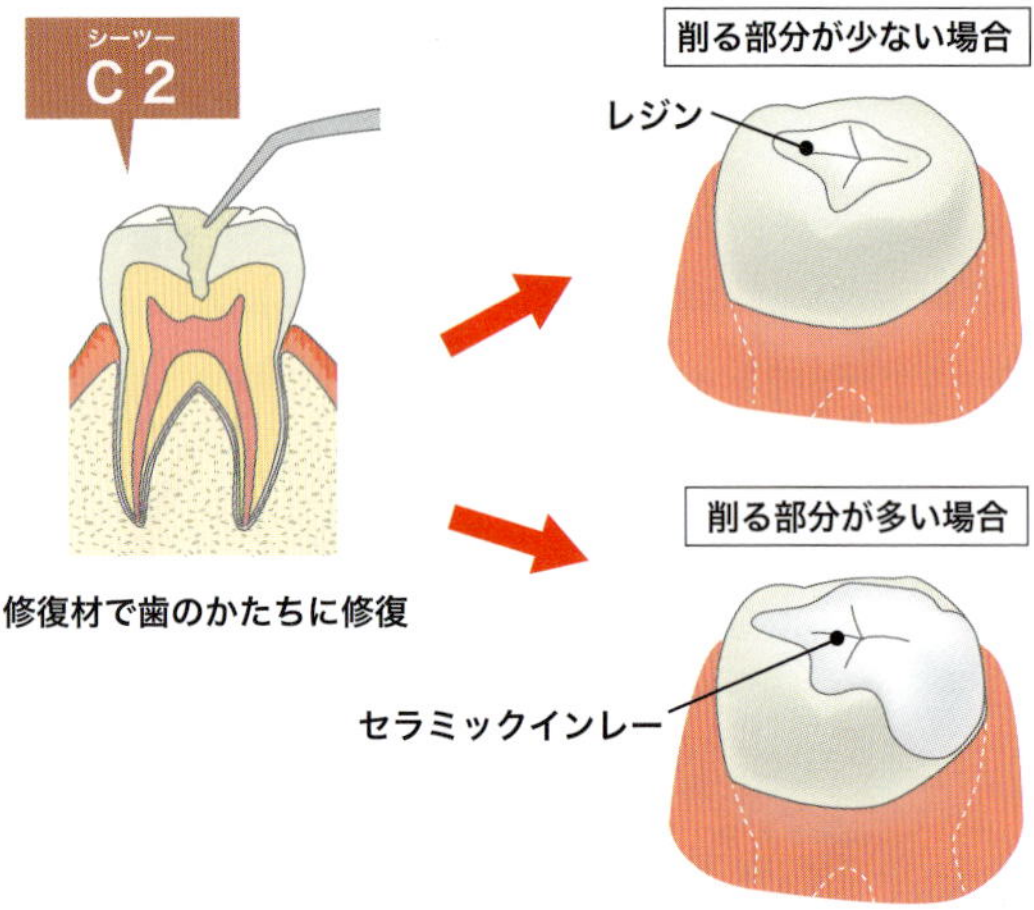


修復材として近年よく用いられるのは、セラミックスの小さな粒子と樹脂（レジン）を混合したコンポジットレジンで、ペースト状の軟らかい状態で患部に充填《じゅうてん》し、硬化させて治療は完了します。コンポジットレジン充填法は歯を削る量が少なく（歯を削らなくても済む場合もあります）、治療時間が短いというメリットがあります。

削る部分が少なくて済む場合はコンポジットレジンを使用しますが、見た目が天然の歯に近く、加工しやすいという長所がある反面、強度や耐久性が劣ります。広範囲を削らなければならない場合や削る箇所によっては、セラミックや、あまりおすすめできませんが金属製の修復材やクラウン（冠）を用います。

### C3のむし歯治療

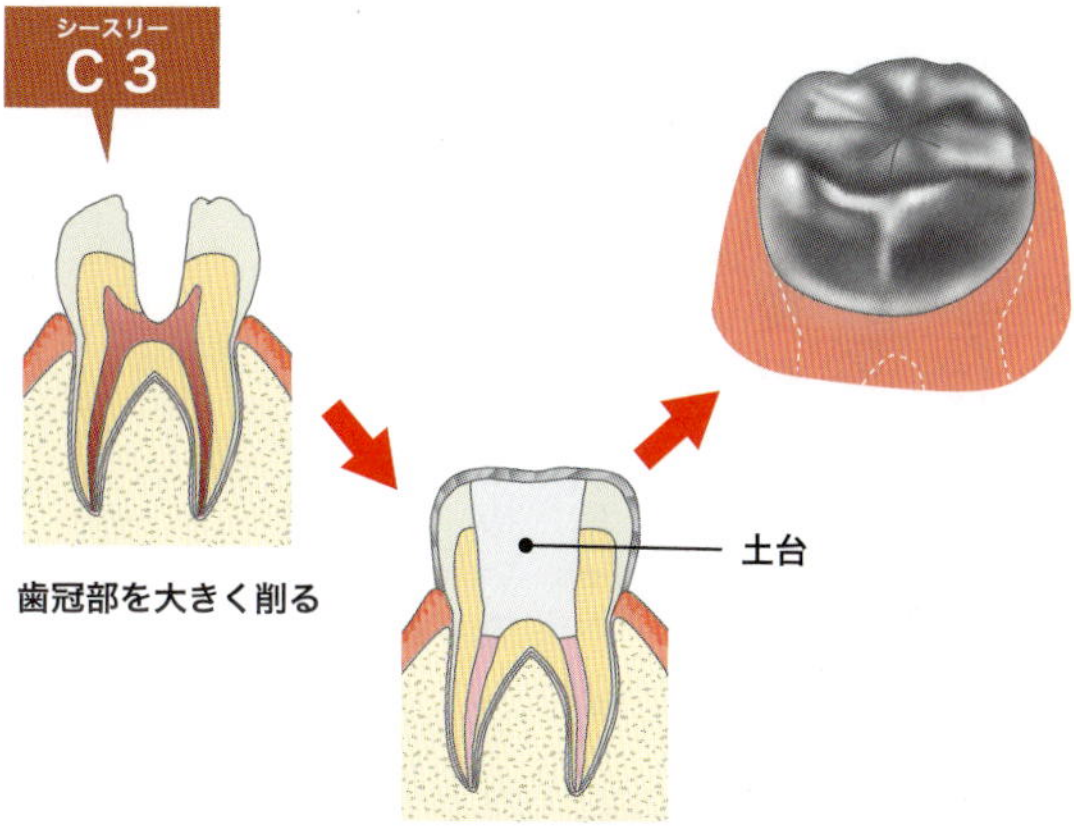


## C3のむし歯治療

象牙質を貫通し歯髄にまでおよんだC３では歯冠部（歯ぐきから出ている部分）を大きく削ったあとに歯髄を除去する根管治療を行い、土台をつくってクラウン（冠）を被せます。

## C4のむし歯治療

このステージでは歯の根の先に膿みが溜まっていることが多くあります。膿みが多い場合は歯を支える歯槽骨《しそうこつ》が溶けてしまうため、抜歯《ばっし》するのが一般的ですが、私たちの歯科医院では、根管治療の精度を高めた「スーパー根管治療」を行うことによって、抜歯を回避できる場合もあります。

## 自分の歯を残す最後の砦《とりで》・根管治療

### 歯科治療を変えた根管治療

昭和30年代頃までの歯科治療では、むし歯などで細菌が歯髄（神経など）にまで達してしまった場合、その歯を抜いてしまうしかありませんでした。抜歯はそれ自体が患者さんにとって大きな肉体的負担であるのはもちろん、失った歯を入れ歯で補完するとしても、生活の質を大きく損なうことにつながります。

それが大きく変わったのは40～50年前、根管治療が広く行われるようになったことによってでした。むし歯になった歯を削って、歯の根の中にある歯髄を除去することで自分の歯を残し、痛みだけを取り除くこの画期的な治療法は、またたく間に歯科における主流となりました。今ではごく一般的な治療法として広く行われていますが、じつはこの治療こそ歯科医師の腕が大きく問われるものなのです。

## 根管治療とはどういう治療か

前述したように、歯は肉まんのような構造をしています。肉まんの皮に相当するのが、歯冠を形成するエナメル質や象牙質で、肉にあたるのが一般に神経と呼ばれる歯髄という組織です。歯髄は神経だけでなく血管やリンパ管が集まった組織で、歯に栄養や酸素を運ぶ大切な役割を担っています。見た目はシラタキのような透き通った色をしていて、麻酔が効いていない状態で歯髄に触ると激痛がします。

歯髄は加齢とともに容積が減る傾向があります。歯髄が象牙質をつくり出し、象牙質が厚くなった分、小さくなるのです。そのため、高齢者はむし歯になっても、若い人よりも歯髄に痛みが出るのが遅く、治療が遅れる原因となることもあるので注意が必要です。

むし歯の原因菌に冒された歯髄組織を取り除くと、歯根の中には空洞ができます。その空洞を洗浄・除菌し人工物を詰め込んで安定させる治療が「根管治療」です。つまり、細菌に感染してしまった本来は重要な組織である歯髄を除去して痛みをなくすとともに、それ以上細菌の感染が進んで抜歯しなくてはならないような事態を最後のところで食い止めるのが根管治療なのです。

むし歯の原因菌という敵に攻め込まれて、最後の砦を守るために自軍の被害を覚悟のうえで行う最終手段と理解していただければわかりやすいかもしれません。

重要な組織である歯髄を除去すると歯の寿命が短くなるため、現在では、ある程度ひどいむし歯でも、痛みがなければできる限り歯髄は温存するようにしています。

歯髄を温存するために採用されるのが、たとえば29ページで紹介した抗菌剤による治療や、水酸化カルシウム製剤や金属イオンを使ったセメントを使用して再石灰化を促す方法です。ただし、これらの治療が有効なのは細菌感染によって歯髄が壊死《えし》する前の段階までです。死んだ人間が生き返らないように、完全に壊死した歯髄にこのような治療を行っても無意味なのはいうまでもありません。

## 根管治療が必要になる状態

根管治療が必要になることが多いのは、前述したようにC3以降の重度のむし歯です。むし歯を放置していた場合以外でも、不正咬合《こうごう》などの影響で噛む力が不均衡に歯に加わることによって、歯にひびが生じ歯髄に細菌が侵入した場合などにも必要になります。

細菌が歯髄に侵入すると、夜中に歯がズキズキ痛くて眠れなかったり、ものが噛めなかっ

## 歯髄が感染したまま放置すると

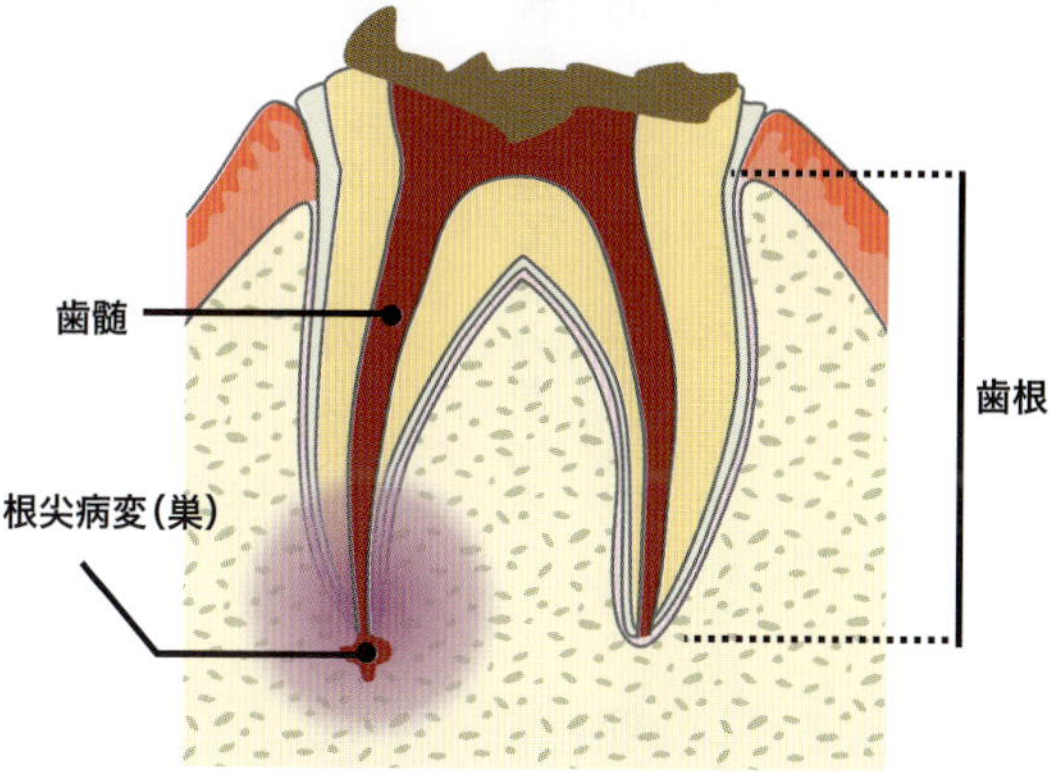

歯髄は壊死し、根の先に「根尖病変」と
呼ばれる病巣ができる

たり、お茶のような熱いものを飲むと数十分痛みが続いたりするなどの症状が現れます。相当量の細菌が歯髄に入り込んでしまっているケースです。

歯髄はとてもひ弱な組織です。歯髄の周囲は歯の根の硬い象牙質に囲まれているため、体の防衛反応である炎症を起こして腫れることができません。圧力が歯の根の内部にこもるため、それこそ「夜も眠れない」ほど、強い痛みを感じることになります。

また、ほかの組織、たとえば指先などは多少細菌感染を起こしても、健康な人なら少し腫れたり膿んだりする程度で、そこが腐って指が落ちてしまうようなことは、よほどのことがない限りありません。

ところが歯髄の場合、細菌を殺す抗生物質が効きにくく、少し細菌に感染しただけですぐに壊死してしまうのです。

こうなると、壊死した歯髄を取り除いて根管内の圧力を下げたあとに、空洞になった部分を洗浄・除菌して、歯髄の代わりとなる人工物を詰めるしか治療の方法はなくなります。根管治療で行うこの処置を「抜髄《ばつずい》処置」、根管内に細菌感染が進んだ状態、あるいは抜髄処理は受けたものの、その後放置した場合に行う治療を「感染根管治療」と呼びます。

## ずさんな根管治療で痛みが出る

抜髄処理や感染根管治療を行えば、理屈のうえでは歯の痛みはなくなり、むし歯の進行は止まります。ところが根管治療を施した歯がまた痛む場合があります。

一度治療しているのに、なぜ痛くなるのでしょうか。それは簡単にいえば、ずさんな根管治療、はっきりいえば下手な根管治療の結果であることが多いのです。せっかく時間をかけて治療しても、これではまるで意味がありません。

最も多いのは抜髄後の不適切な充填処理による空洞の残存です。歯髄を取り除いたあとの空洞に充填材を詰め込むのですが、このとき大きな空洞を残してしまう場合があります。

この空洞が細菌の棲みかになり、歯の根の先にある根尖孔《こんせんこう》から細菌が漏れ出るようになり、ものを噛むたびに痛みが走るようになるので再治療が必要になります。

この場合のやり直しの根管処置を「再根管治療」といいます。これも一種の感染根管治療ですが、本書では一度も歯髄を治療していないものの、すでに歯髄が壊死している根管処理を感染根管治療として、再根管治療と区別してお話ししていきます。

根管治療が登場した当初の技術にはどうしても限界があり、しばしば痛みが再発するのも無理からぬ部分がありました。

レントゲン撮影による影絵のようなモノクロ画像を読影し、経験と勘を頼りにミリ単位以下の精度が要求される根の中の治療に取り組まなければならなかったからです。根管治療は歯科医師の腕、それも手技による、まさに針の穴を通すような高精度の技術が要求される、たいへん難度の高い治療法であることはたしかです。

しかし、現在では治療の精度を担保できるCTやマイクロスコープなどの先端技術が活用できます。ではなぜ、こうしたトラブルが起こるのか？　歯科医師自身と保険医療制度に問題があると私は考えているのですが、根管治療にまつわるトラブルと、その原因については、のちほど詳しく説明します。

## 根管治療の具体的な流れ

### 根管治療の3つのステージ

ここでは根管治療が実際にどのように行われるのか、そのプロセスを具体的に紹介していきます。専門的な内容が含まれていますが、これから歯を治そうと思っている方には、よい歯科医院を選び、技術の裏づけのある、よい治療を受けるために、ぜひ知っておいていただきたいと思います。

根管治療のポイントは、歯髄を除去したあとに根管内を洗浄除菌し、歯の根の先に開いている小さい孔《あな》（根尖孔）を見つけ、そこに至る空洞を上手にふさぐことです。根管治療は抜髄処置だけの場合と、感染根管治療がありますが、大きな違いはありませんので抜髄処置を例にして説明しましょう。根管治療は大きく分けて3つのステージに分かれます。最初が「根尖確認」、続いて「根管形成と洗浄・除菌」、そして「根管充填」です。

## 根気のいる「根尖確認」

まず、細菌感染してしまった根管内の歯髄を取り除きます。取り除くといってもハサミで切り取るわけではありません。歯の根のなかに「ファイル」と呼ばれる待ち針のような器具を入れ、歯髄をからめて引きちぎるようにして取り除くのです。

そして歯の根の先にある根尖孔を探します。根尖孔を確認し、そこまでしっかりと充填材を詰めることが根管治療成功の要《かなめ》です。歯をワインの瓶にたとえるなら、根尖孔は瓶の入り口。外側から歯髄へ入る血管や神経などが通っています。細菌感染した歯髄を取り除いて除菌しても、ここにしっかりと栓をしなければ、外側から細菌が入ってしまいます。

しかし、この根尖孔は径0・5ミリにも満たない微小なものです。私たちが使っている歯科用マイクロスコープでも、ほぼ見えません。つまり、根尖孔は手探り状態で探すことになります。ここは経験がものをいいます。

この根尖確認は、ときとして非常に手間がかかり、そして根気がいる作業です。奥歯(大臼歯《だいきゅうし》)の根は複数あり、そしてまっすぐのものがほとんどないのです。根尖孔を探す作業は、根の一つひとつに行わなければなりません。

前歯と奥歯の根

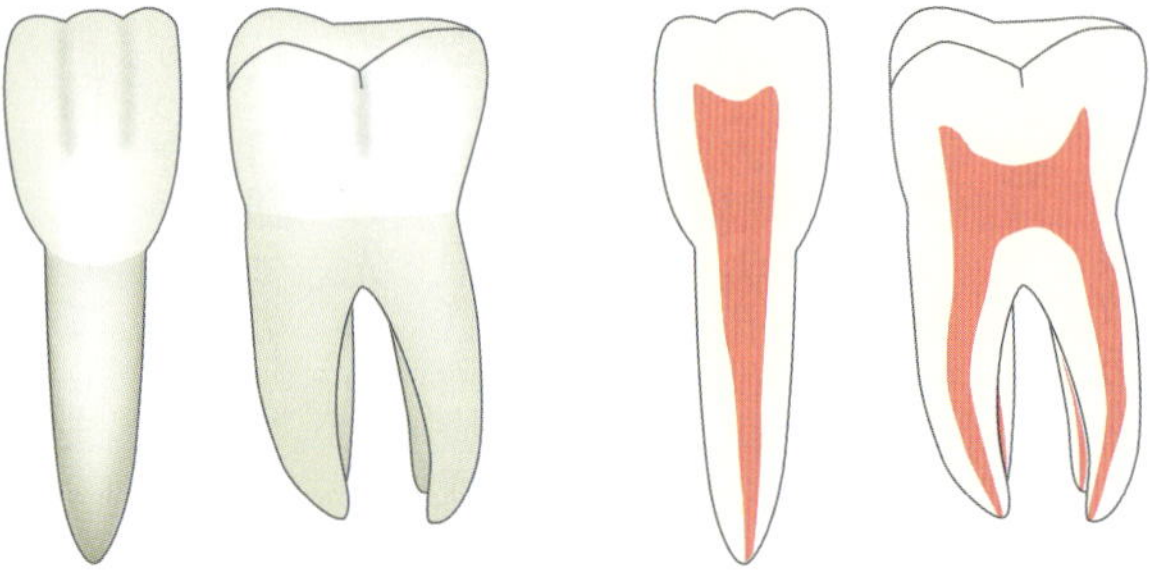


前歯の根尖孔を探す作業は通常1本だけで終わりますが、奥歯の根管は通常2〜3本、多いときには4〜5本の根管があります。このすべての根尖孔を探してふさぐ作業をしなければなりません。当然前歯と奥歯では、かかる時間も手間も格段に違います。

ところが困ったことに日本の保険制度における1本の歯の根管治療に対する診療報酬(価格)は、ほぼ決まっています。前歯とより手間のかかる奥歯との違いはあるものの、どんなに時間(苦労)がかかっても診療報酬は同じなのです。

そのため、不心得な歯科医師は根尖孔を探す努力を怠り、すぐに閉塞して根管内に空洞が残る事態になるわけです。

## 精度の必要な「根管形成」

根尖孔が見つかったら、次は歯髄を除去して空洞となった根管を充填材が詰めやすいかたちに広げるとともに成形します。歯の根の内側を器具を使って削り、根の先を頂点とした、きれいな湾曲を描いた円錐《えんすい》状の根管を形成するのです。

この段階で大事なことは、歯を削りすぎないことです。しっかり根の先まで充填材を詰められるかたちで、かつ最小限を削ることが要求されます。文章にすると簡単ですが、削りすぎると根の強度を落として、将来の歯根破折《はせつ》につながります。逆に削り足りないと、根の先にピッタリと栓をすることが困難になり、「根尖病変（根尖病巣）」（歯の根の先端付近にできる病気の総称）をつくってしまうこともあります。

根管形成は手作業（ハンドファイルを使用）と機械作業（ニッケルチタンファイルなどを使用）を併用して、慎重に行う必要があります。手でやるべき作業までむやみに機械化すると削りすぎたり、本来の根管ではない部分に孔を開けてしまったりすることがあるからです。

根管を成形したら、その中をできるだけきれいに洗浄・除菌します。

根管形成

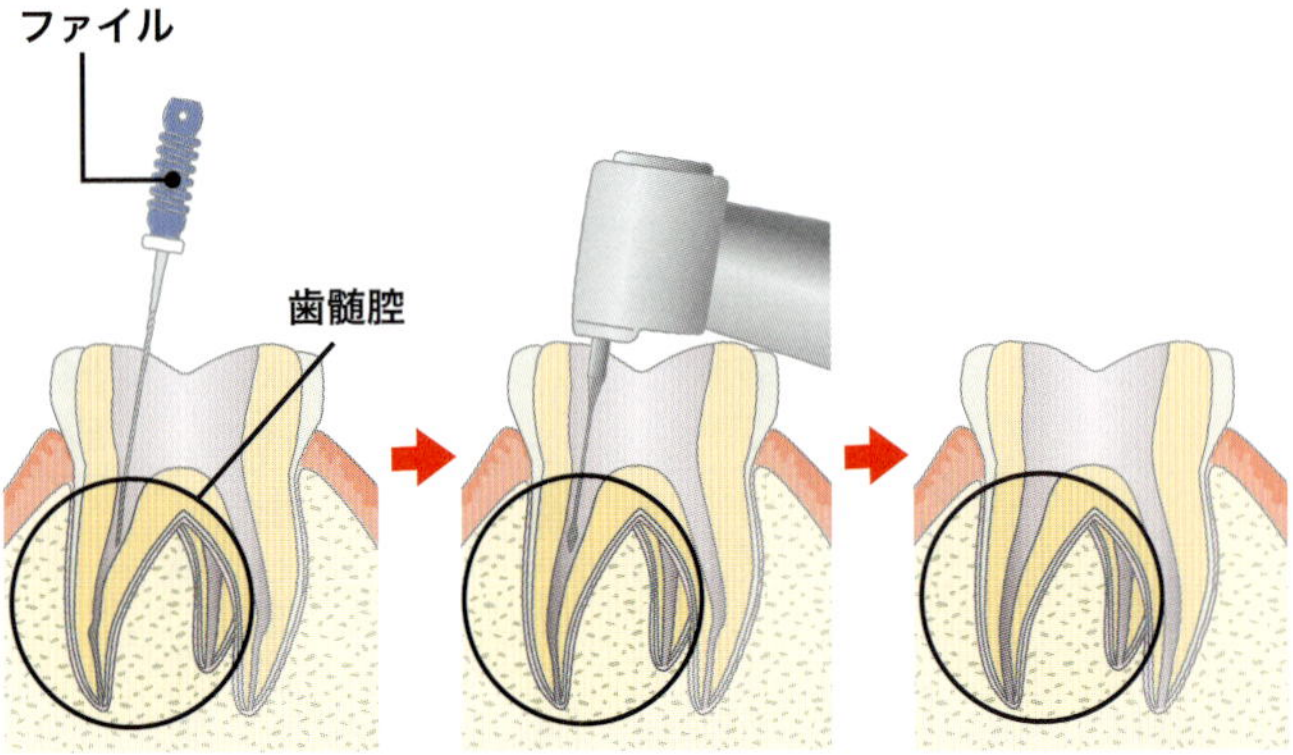


**手間のかかる「根管充填」**

根管内をきれいに成形し洗浄したあと、充填材を詰めて根の先にある根尖孔をふさぎ、歯髄を除去した空洞を閉鎖します。この処置が根管充填です。

根管充填に広く用いられているのは、ガッタパーチャというゴム状の樹脂です。このガッタパーチャにクリーム状の糊材を塗って、根の中に詰め込むのです。そして、セラミックや金属などを歯の上に被せるための土台をつくって、一連の根管治療は終了となります。

この処置も文字で書くほど簡単ではない難しい作業です。なぜならば、歯は骨に埋まっ

根管充填

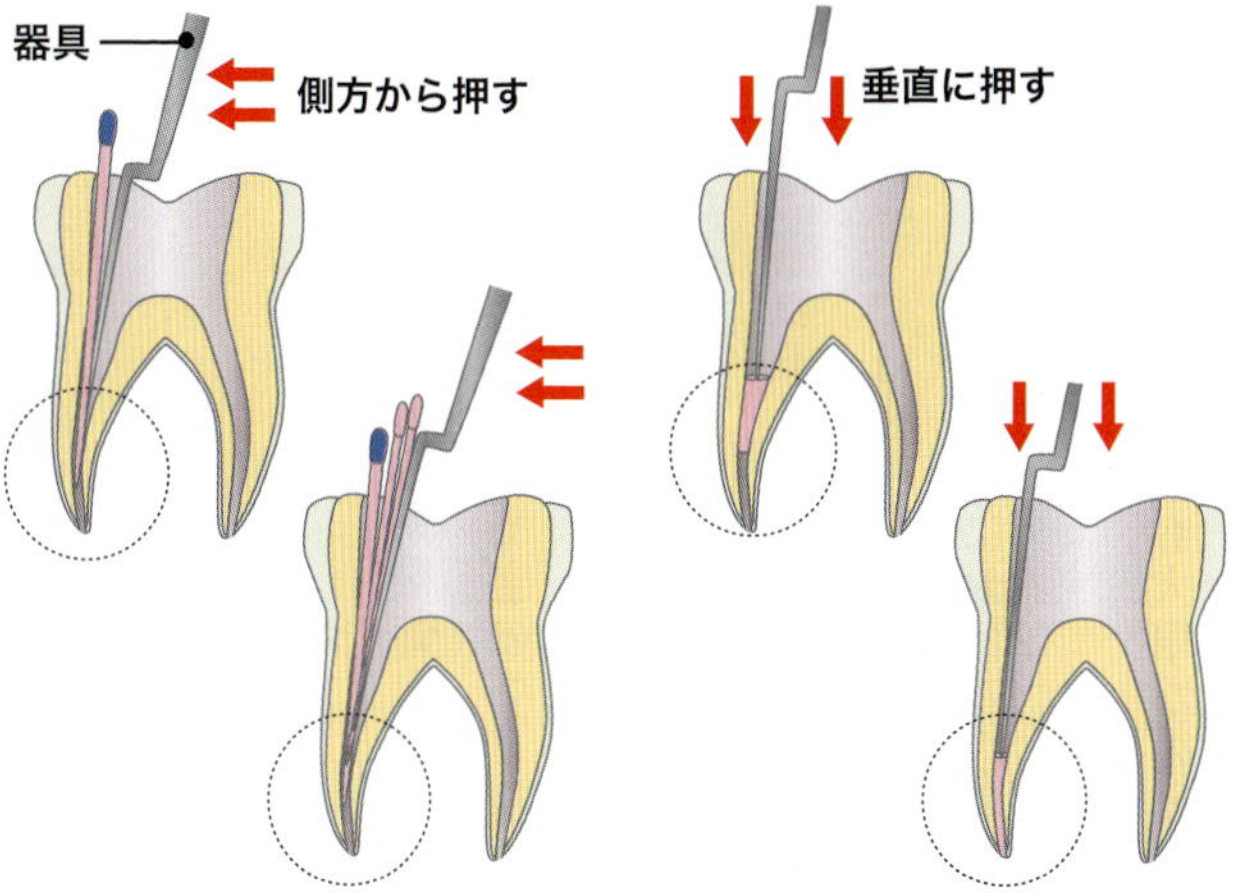


ているため、根の先のほうは骨の中にあります。そのため、充填材を詰め込む際に圧力が外に抜けにくく、しっかりと隙間なく詰めることが難しいのです。また、奥歯の場合、根は数本あり、前歯と比べて手間がかかるうえに、歯自体も見づらく、手も入りにくいという難点があります。

## 「感染根管治療」の実際

細菌感染の度合いが進んだ場合に行う感染根管治療の処置も、基本的には抜髄処置と同じです。ただ、すでに歯髄は壊死しており、根管の周囲の壁の中にまで細菌は侵入しています。そのため、抜髄処置よりも根管をつくるときに内側を大きく削る必要があります。

# 初回の不具合を治す再根管治療

## 根管治療の半数を占める再根管治療

再根管治療とは、読んで字のごとく、もう一度根管治療をやりなおすことです。

初めの治療から数か月から数年経ったあとで違和感があって、ものが噛めなくなった、痛みや腫れが再発した、治療した歯の歯肉から膿が出たなどの症状が出ることがあります。最初の根管治療の不具合によるものです。

ある疫学調査では根管治療に占める再根管治療の割合は半数にも及び（「日本大学歯学部附属歯科病院歯内療法科における根管治療に関する疫学調査成績」）、根管治療の不具合がいかに多いかを示しています。

再根管治療において最も大事なのは診断です。再根管治療が必要な歯がどのように治療されたのかを、歯科用のＣＴやマイクロスコープでよく見て診断する必要があるのです。

### 再根管治療を行う前に確認すべきポイント

- 自覚症状があるか
- 痛みはあるか、噛めるか
- 歯の根が割れていないか
- さらにむし歯になっている場合、歯のどこまで達しているか
- 歯周病との関係はどうか
- 前の治療で歯は削られ過ぎていないか
- 根の中にどんなものが詰められているのか？　外せるのか
  根の先に病変があるか

## 再根管治療を行う前に確認すべきこと

再根管治療を行うにあたり、確認が必要なポイントがいくつかあります。

ここで問題となるのは、歯科医院を受診したときに、症状がないにも関わらず、レントゲンなどで根の先に影が発見された場合です。日本の歯科医師は、影を見つけると症状が出ていない場合でも、再治療に取りかかることが多いようですが、その結果ははかばかしいものではありません。

根の先でおとなしく暮らしていた細菌どもを起こしてしまい、何か月にもわたって歯科医院に通わされた揚げ句に、抜歯ということになったりするのです。

このような症状のない歯に関して、根管の先に多少の影があっても、私はその時点で再根管治療をすることはありません。長年、そんな状態の多くの歯を経過観察していますが、そのままにしておいても症状が出てくることは比較的稀《まれ》なケースだからです。

症状が出てきたときには、歯の根が折れていたり、歯そのものの状態の変化が起きていたりすることがほとんどなのですが、では、再根管治療をしておけば、歯の根が折れるのを防げたかというと、答えはノーです。再根管治療を行った場合のほうが、治療後に痛みなどの症状が出てきたり、削ることで治療前より歯が折れやすくなったりすることが少なくないのです。再根管治療を行う場合は「まず症状があること」、つまり噛むと痛みがあるかどうかで対処することが大切だと考えています。

症状がなければ、ただ放置しておくといっているわけではありません。注意深く経過を観察し、症状がなくても根尖病変の拡大が顕著な場合は、再根管治療を行います。このような場合、私たちの歯科医院では後述するスーパー根管治療をおすすめしています。

## 実際の再根管治療について

再根管治療が必要と診断したあと、どのように処置を行っていくのか見ていきましょう。

日本で治療した歯の場合、多くは金属の土台が入っています。まず、この金属を取り除く必要があります。これがじつに大変です。歯よりも硬い金属が根管の上部に入っているのです。引っ張って外れるものではなく、削って外すしか方法はありません。

金属の土台を外すために、高速で回転するドリルを歯の内側の根管の中に入れて削っていきますが、これは金属より柔らかい周囲の歯を削ってしまう危険性が高い作業です。金属の土台以外の部分を削ってしまうと、歯の内側から外側に向かって孔を開けてしまうことになります。

これをパーフォレーション（穿孔《せんこう》）と呼びます。最近では、多少のパーフォレーションはＭＴＡセメントという歯科用セメントで埋めれば、あまり問題を起こしませんが、歯の強度を落とすことになるため、できるだけ避けたい事例です。

次に、金属の下に詰まっている充填材を外します。これも大仕事です。

大きく分けて根管充填材には固形物であるガッタパーチャと、クリーム状の糊材とに分けられます。これを外すのも簡単なことではありません。引っ張っただけで取れることはなく、歯科用のマイクロスコープで患部を拡大して見ながら充填材をかき出し、ちぎれてくるものを根気よく取り除きます。

再根管治療

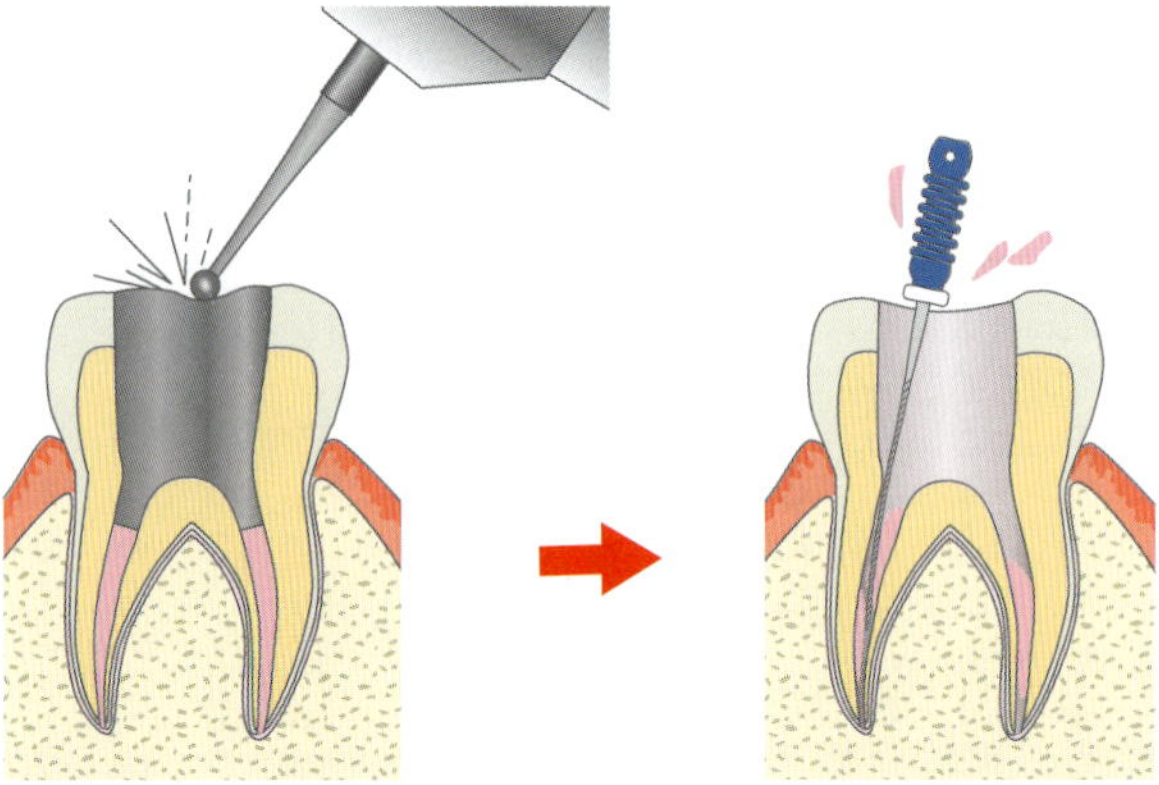

金属をドリルで取り除く　　残っている充填材をかき出す

奥歯の場合は数本ある根管すべてに対して行わなければなりません。奥歯の根管は手の入りにくい部分にあることが多いため、不自然な体勢を長時間強いられますが、根気よく行っていきます。気力と体力を必要とする治療です。

これらの作業の間、金属の土台や歯の削り屑、充填材の断片などを除去するために、超音波根管洗浄器を使います。これらが根尖孔から漏れ出るのを防ぐためです。

さまざまな根管充填材のなかには固まって外すことができない充填材もあります。そう多くはありませんが、この場合は通常の再根管治療はできません。後述する「外科的根管治療」が選択できれば、その治療を行います。

充填材が完全に除去できて、根の先を見つけることができたとしても、まだ安心はできません。この根の先がどうなっているのかも重要です。通常、根の先にある根尖孔はピンホール程度の大きさです。この根尖孔を、初めに根管治療をした歯科医師が大きく広げてしまっている場合には、その閉鎖方法を検討して根尖孔をふさぐ必要があります。

初めの根管治療で施術された諸々の残存物を、こうした作業で撤去して、ようやく抜髄治療や感染根管治療と同様の根管形成と根管充填が行えます。

再根管治療は苦労が多いうえに、初めに処置をした歯科医師のミスを自分のせいにされる可能性がある治療です。ところが、日本の保険制度では、抜髄(根管)治療よりもこの再根管治療のほうが、さらに診療報酬が低く設定されています。つまり、誠実な歯科医師の苦労が報われない状況にあるのです。

## 通常の根管治療ができない場合に行う外科的根管治療

### 外科的手術による「根管治療」

再根管治療の際に固まってしまった充填材を外すことができないときや、通常の根管治療がなんらかの理由で行えない場合、細菌感染が歯髄だけではなく歯の根の外側にまで進んでしまった場合などに行うのが「外科的根管治療（歯根端切除術、外科的歯内療法）」です。通常の根管治療が歯の内側から治療するのに対して、外科的根管治療は根管の外から治療します。

私たちの歯科医院では、通常外科処置が必要とされる歯槽骨が溶けてしまったようなケースでも、「スーパー根管治療」で骨の再生が確認されているため、充填材がどうしても除去できず、かつ症状がある場合のみ外科的根管治療を行います。

根管は歯の根につながっていますから、当然、歯ぐき（歯肉）の中、つまり骨に埋まっています。そこを治療するには、歯ぐきをはがして骨を出し、さらに骨を削って歯の根にアプローチする必要があります。そして、その根の悪い部分を除去し、外側から根管充填（逆根管充填）して根尖孔を閉鎖します。

外科的根管治療は、歯の生えている位置により、治療ができる歯とできない歯がありま す。骨が厚くて歯の根に到達するまで1センチ以上ある場合、しかも奥のほうの歯では、いくらマイクロスコープを使っても上手に手術ができません。また、上あごの奥歯のように根が3本もあるような歯の場合も、手術ができないことがあります。

さらに、この外科的根管治療には、手術の技術的問題以前に、保険適応の問題があります。外科的根管治療は、部位によっては保険が適応されていないのです。

外科的な根管治療を行えば、当然骨を削ってしまうことになります。骨を削る範囲がせまければ骨は再生しますが、広範囲に骨を削ると、骨を削ったあとに粘膜が入り込み骨が再生できないことがよくあります。アメリカではこうした場合、そこに人工骨材を入れ、さらにコラーゲン膜で覆い、粘膜の侵入を防ぐことが一般的になっています。この治療法なら、もしその歯がダメになっても、インプラントが必要になったときに骨が再生しているため、すぐにインプラント治療を行うことができるというメリットがあります。

## 外科的根管治療

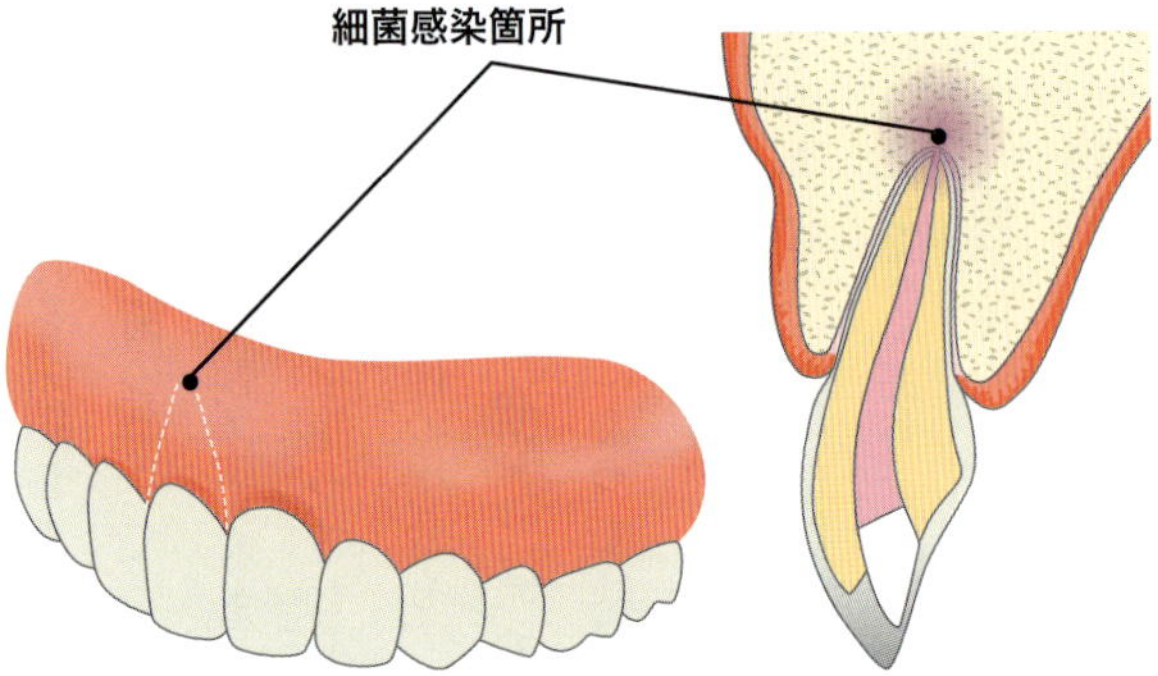


**1** 歯肉（歯ぐき）を切開して
骨を削る

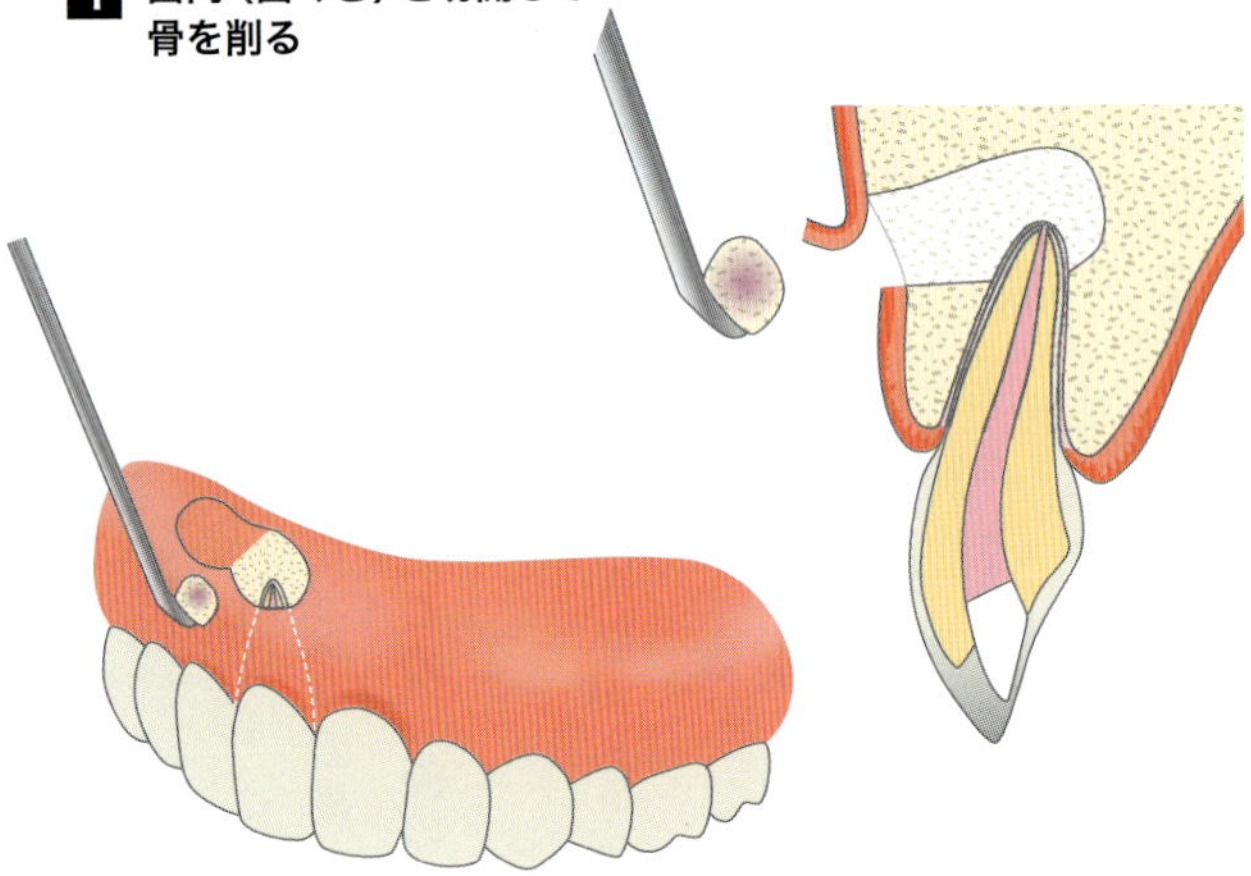

**2** 患部を除去、根管を閉鎖する

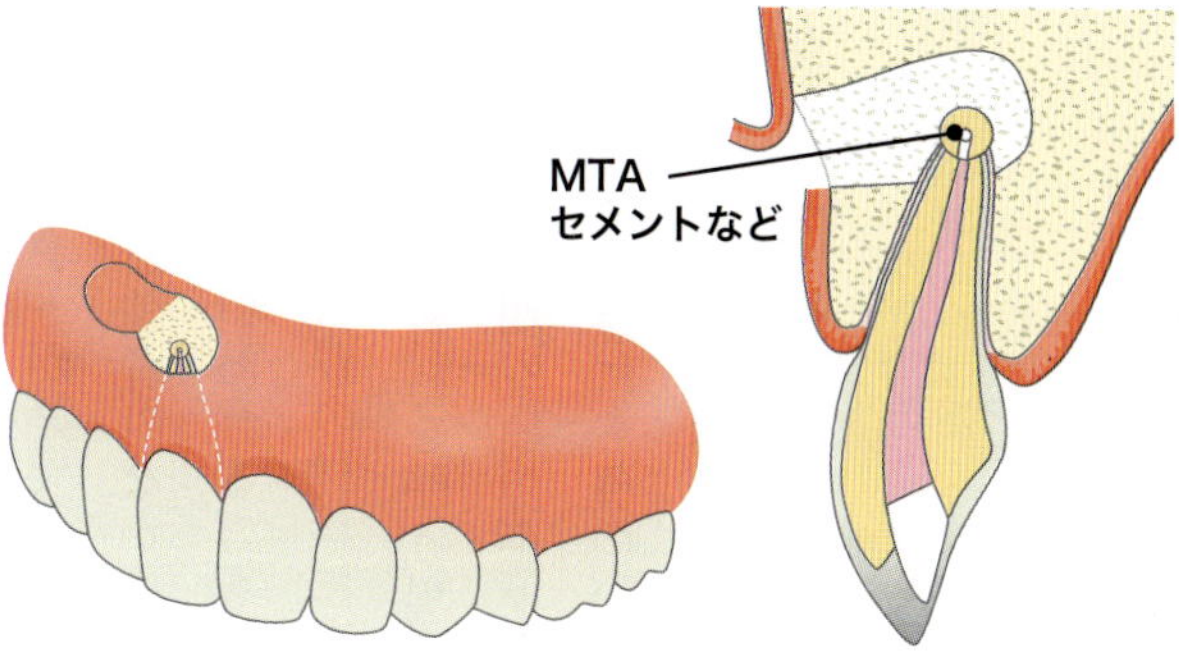


**3** 埋めなおし歯肉（歯ぐき）を縫合する

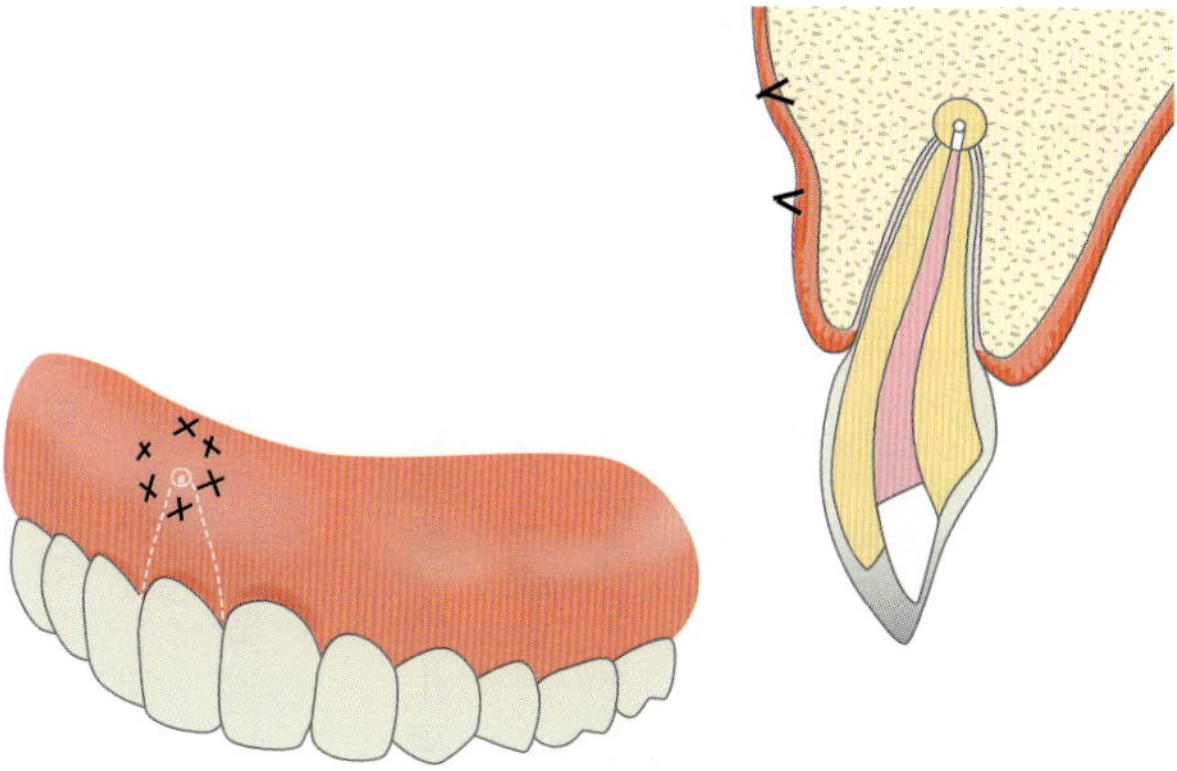

一方、日本のような外科的根管治療の場合、根の先の骨はほとんど再生しません。そのため、インプラントが必要な場合、骨をつくる手術から行う必要があります。

これを読まれた読者のなかには、米国で使われているコラーゲン膜や人工骨材の費用は喜んで負担するといわれる方もいるかもしれません。しかし、これらは保険適用されていません。つまり、自費の材料になってしまうのです。

自費でこれらの材料を使う場合は、保険診療と自由診療の「混合診療」禁止事項にふれてしまうため、一連の歯科治療をすべて自費で行わなければならなくなります。

肉体的にも金銭点にも負担の重い治療は避けられるに越したことはありません。まず、根管治療が必要になるような重度のむし歯になる前に治療すること。そして、根管治療が必要になったら、技術の裏づけのある、しっかりした根管治療を最初に受けることです。

〜第4章〜

# 根管《こんかん》治療にまつわるさまざまな問題

# 根管治療の不備によるトラブル

## 上手と下手がはっきり出る歯科治療

第3章では、重度のむし歯を治す根管治療がいかにたいへんかということ、根管治療のプロセスと技術的なポイントとともに、根管治療こそ歯科医師の上手・下手が如実《にょじつ》に出る、腕を問われる治療であることを説明しました。この章では初めに行われた不適切な治療が実際にどのようなトラブルを起こすのかを解説します。この章を読んでいただければ、安易に手近な歯科医院に飛び込もうという気などなくなると思います。

第3章でも簡単にふれましたが、日本の医療保険制度では、根管治療の診療報酬は冷遇されています。日本の根管治療の診療報酬は国際比較すると、アメリカの10分の1以下。日本の多くの歯科医師が根管治療に真剣に取り組まない理由のひとつがここにあります。医療保険制度の問題についてはのちほど詳述します。

日本でも心ある歯科医師は頑張っていると思います。一方で、やはりたくさんのトラブルが起こっていることも事実です。というより、まともな診療はかなり少ないといえます。本気で取り組んでも高難度の治療であるうえ、正しい治療法がわからないため、歯科医師自身がどうしたらよいのかわからないのが、根管治療のトラブルが絶えない理由です。

## 技術的問題1　歯に孔《あな》を開けてしまう「パーフォレーション」

歯の根の中にある根管は、90ページの根管形成のイラストで示したようにまっすぐではありません。曲がっているのが通常です。その中に回転する器具を入れて削るわけですから、そもそもリスクが大きい治療です。

歯は骨のように再生しません。誤って削ってしまったらそれっきり。まさに歯科医師の腕が問われる治療です。治療の上手・下手は、施術後のレントゲンを見ればはっきりとわかります。

さて、歯科医師なら知らない人はいない「パホる」という業界用語があります。「穿孔《せんこう》」（孔を穿《うが》つ）という意味のパーフォレーション（perforation）に由来する言葉です。つまり、パホる＝孔を開けてしまうということです。

前章でもふれましたので、どこに孔を開けてしまうか、もうおわかりでしょう。「パホる」は歯の治療中に誤って歯の内側から外に向けて孔を開けてしまうことを指すのです。根管治療の失敗の多くが、このパーフォレーションです。孔を開けてしまわないまでも、パーフォレーション寸前まで削ってしまうと、治療後の数年間に噛む力がその歯に加わり続けた結果、歯が根もとから折れてしまうトラブルも引き起こしかねません。

「パホる」原因は、歯の解剖学的な構造、つまり歯の立体像を把握せずに回転する器具を無理に歯の中に突っ込んでしまうことにあります。たとえるなら、方向を見誤った車が側壁を突き破る事故を起こすようなもので、ドリルで歯の内側から外側に向かってぶち抜いてしまうのです。これは特に奥歯の根で多いトラブルです。

奥歯は見えにくいことがその理由の1つ。奥歯は口を開けた正面からは見えないため、鏡に反射させて見るのですが、光源も届きにくく非常に見づらい場所なのです。

この有力な解決策がマイクロスコープの使用です。マイクロスコープで患部を拡大して見ながら作業できることで精度の高い治療が可能になりました。当然、思わぬ部分を削ってしまうことを防げますし、光源が内蔵されたマイクロスコープであれば、明るい映像で見ることができます（マイクロスコープについては、第5章で詳しく述べます）。

## 根管治療のトラブル「パーフォレーション」

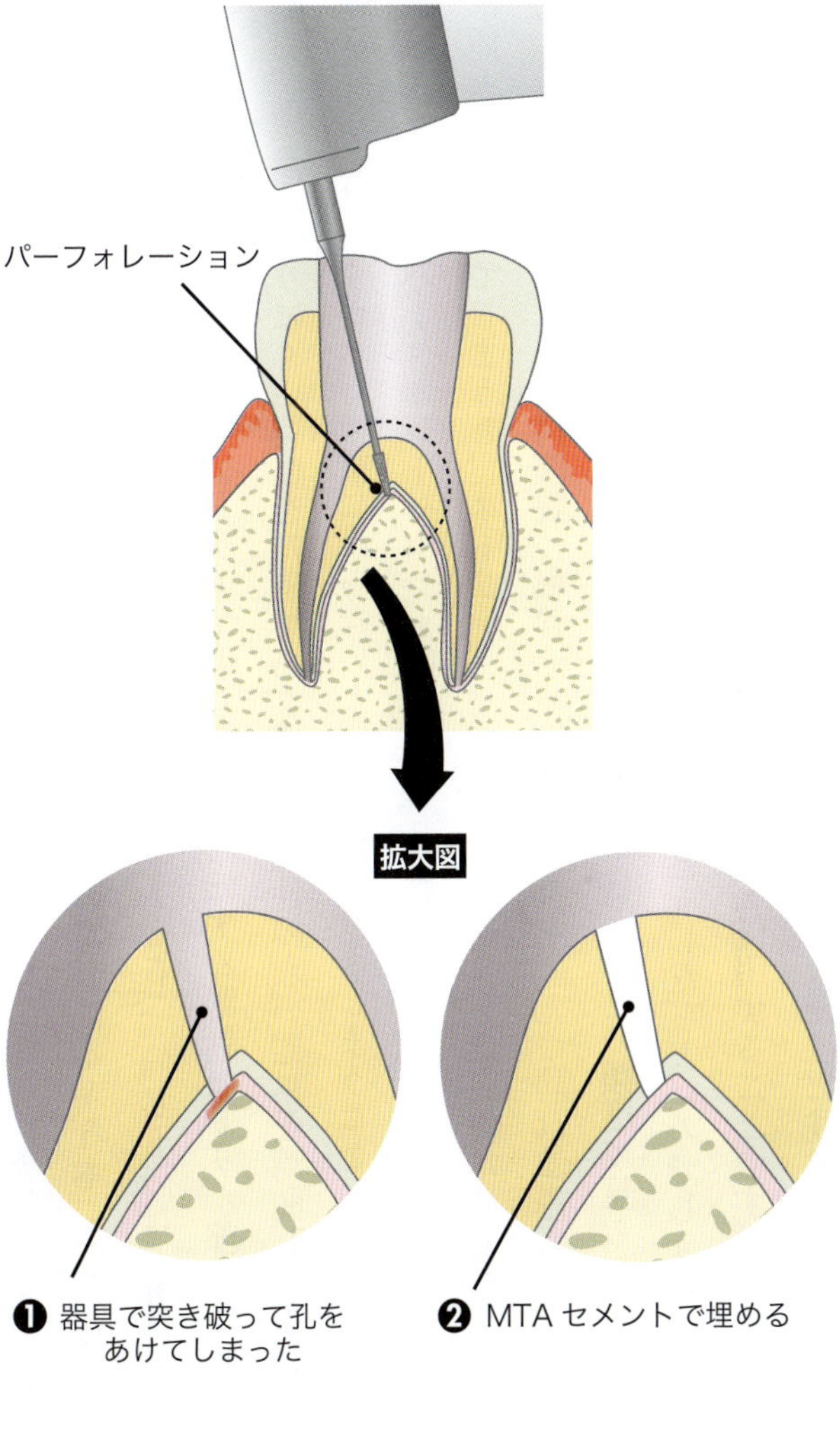
パーフォレーション
拡大図
❶ 器具で突き破って孔をあけてしまった
❷ MTA セメントで埋める

歯の構造（立体的な形状）もパーフォレーションを起こす原因のひとつです。

前述したように前歯の歯根《しこん》は、1本で比較的まっすぐです。しかし、奥歯は1つの歯に対して根が数本（通常下あごは2本、上あごは3本、多い場合は4～5本）あり、その中を大きく湾曲した根管が通っています。根管の形状は1本として同じものはありません。

これに対して根管を削る「ピーソーリーマー」という回転する器具のドリル部分はステンレス製で、硬く曲がりにくい特性を持っています。柔軟性のない器具を湾曲した根管の中で回転させるわけですから、慎重に削らないと歯に孔を開けてしまうことになるのです。

これをストリップパーフォレーションと呼びます。根管の方向を見誤ってピーソーリーマーを挿入して削ってしまうと、ストリップパーフォレーションは奥歯だけでなく、前歯でも起こります。私たちの歯科医院に根管治療後の不具合を訴えて訪れる患者さんの例からわかることですが、残念なことにパーフォレーションはかなりの頻度で見られます。

では、施術する歯科医師が「パホらない」ためには、どうしたらよいのでしょうか。

まず、むやみに急いで作業をせず、機械作業と手作業を併用することです。根管治療の診療報酬が低いため、根管形成を機械作業のみで短時間にこなそうとすることがパーフォレーションが多くなる原因のひとつと推察されます。

さらに、根管の立体構造をよく理解して治療するために、歯科用ＣＴスキャンの効果的な活用が求められます。根管を肉眼で上から見ると、目を凝らしても奥のほうは点のようにしか見えません。それほど細い根管がどのように曲がりくねっているのかは、肉眼ではもちろん、レントゲンの画像では、把握するのは到底困難なことです。しかし、ＣＴスキャンの画像であれば、事前に根管の構造を把握しておくのは難しいことではありません。そしてマイクロスコープを使って治療することによって、治療の精度はいっそう高まります。

すぐれた歯科用機器を使えばよいといってしまえば、それまでですが、どちらも非常に高価な設備ですので、これらの機器を導入していることは、歯科医師の治療に対する意欲の現れと見ることができるのです。

以前は、パホりは即、抜歯《ばっし》につながっていましたが、ＭＴＡセメントという材料が開発されてからは、パホってしまってもすぐにこのＭＴＡセメントで埋めれば、長期的に歯を保つこともできるようになりました。不具合が多い根管治療のせめてもの救いです。ただしＭＴＡセメントを使っても歯の強度は落ちます。また、ＭＴＡセメントは保険適用されておらず、１グラム１万円もする高価な材料ですが、パーフォレーションは下手な歯科医師の責任ですから当然自身で負担すべきです。

## 技術的問題2　細菌の棲みかになる「根管の空洞」

根管治療をしたはずなのに、治療をした歯でものを噛むと痛みが走る、こんな経験をする方は少なくありません。痛みは歯槽膿漏《しそうのうろう》（重度の歯周炎）によることもありますが、根管治療の不備で起こることもよくあります。

根管治療をした根の中は、隙間なく充填《じゅうてん》材が詰まっていなければなりません。これが不備で根の先にピンホールほどに開いている孔（根尖孔《こんせんこう》）にしっかり栓ができておらず根の先あたりに空洞があると、治療後に一定の時間を経て、痛みでものが噛めない症状が出ることがあります。

根の先に空洞があると、そこは細菌の棲みかになります。やがて繁殖した細菌は、根の先にある根尖孔から歯の外側の歯周組織に漏れ出して炎症を起こします。こうした炎症を繰り返しているうちに起こるのが「根尖病変（根尖病巣）」です。この病巣をレントゲンで見ると、根の先の骨が溶けているため黒っぽく見えます。たいへん深刻な状態なのですが、根尖病変は痛みを伴わないことも多く、細菌がおとなしくしている場合は即座に治療しなければならないわけではありません。

**根管治療のトラブル「根管の空洞」**

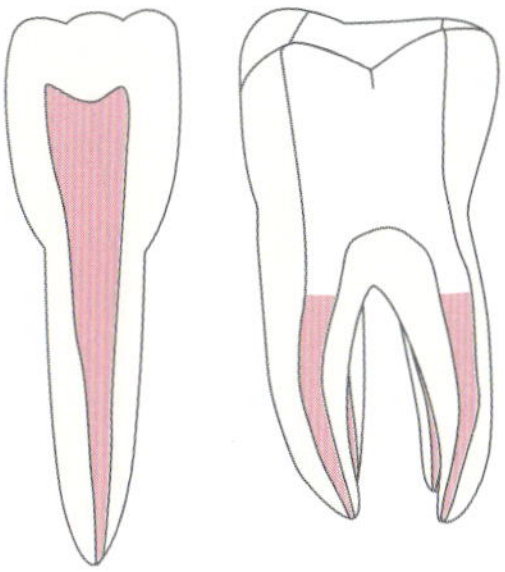

末端までしっかり
詰まっている

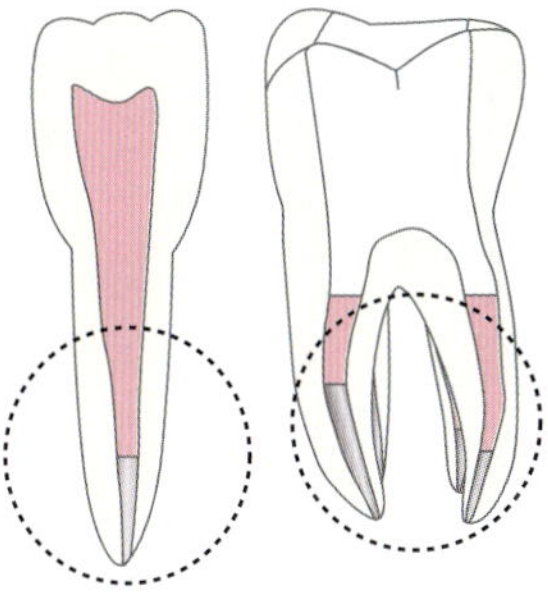

充填が途中までで先っぽが
空洞になっている

なんらかの原因で根尖病変周辺に爆発的に炎症が起こると、根の先が膿をもち、歯の下から歯をもち上げるような力（上あごの歯の場合は押し下げるような力）が働きます。このときの状態を「歯が浮いたような感覚」と表現する患者さんもいらっしゃいます。

噛み合っている歯列のなかで、土台に炎症を起こしている歯だけがもち上がる（または押し下げられる）のですから、そっと噛んでも痛い、あるいは痛みで噛むことができなくなるのは当然です。

これをさらに我慢して放っておくと、今度は膿がその歯のまわりの歯ぐきから出るようになります。これをサイナストラクトと呼びます（以前はフィステルと呼んでいました）。

根管の先に残された「空洞」が、残念ながら日本の根管治療を象徴しています。根管形成という大切なプロセスがうまく行えず、充填材を適当に根管に詰めることが多い、だから治療をしたはずの歯の根の中が空洞だらけなのです。

治療技術の未熟などによるケースのほかに、まったく手つかずで空洞のままになっている根管も見受けられます。奥歯では第4根管、第5根管と呼ばれるイレギュラーな根管が存在していた場合に、また、通常は根管が1本だけの前歯では、2本めの根管がある場合に見過ごしてしまうことが多いようです。また、「側方根管充填法」という充填法を採用している場合に不備が多く見られます。

空洞のまま残った根管は、当然、細菌の棲みかとなって、根の先に炎症を起こす要因をつくります。こうしたケースは手抜きというより、設備不足が原因というべきかもしれません。歯科用CTの画像を参考にしてマイクロスコープを用いて治療をすれば、ほとんどの例でこのようなことは起こらないからです。

空洞が残った根管は再根管治療の対象となります。歯を残せない場合もありますが、次に説明する「根管の削りすぎ」よりはマシです。治癒が見込めるからです。

## 技術的問題３　歯根破損につながる「根管の削りすぎ」

パーフォレーション寸前まで削りすぎてしまった根管をちくわにたとえると、削りすぎて内側の穴の部分ばかりが広く、身の部分が薄くなってしまった状態です。壁にあたる部分が薄くなるわけですから、強度はガタ落ちになります。

人間の噛む力は、本人の体重を超えるといわれています。歯にかかる力は、1平方センチメートルあたり、おおよそ50〜80キログラム、寝ているときは無意識に食いしばってしまうため、さらにこの3倍ほどにもなります。毎日、これほどの力が歯にかかるため、削りすぎてしまった歯根に徐々にヒビが入り、割れてしまう場合があります。

これを「歯根破折《はせつ》」といいます。歯根破折は昨今、非常に増えています。5年以上前に根管治療を受けていて、これまでまったく問題なかった歯が、突然痛み出して噛めなくなるような場合は、原因の多くがこの歯根破折です。

その背景にあるのは、歯科医師の技術不足だと思います。湾曲した根管をきちんと検分せずに、手で行うべき根管形成の作業までむやみに機械化して、電動回転器具で根管拡大をするために削りすぎてしまうのです。

また、日本で多く行われている根管形成の方法では削りすぎる傾向があるのも事実です。このことについては第5章で詳述します。

## 技術的問題4 「器具折れ」

根管治療では、根管の探索や根管を拡大・整備するときに必ず専用の金属製器具を使います。この器具の総称をファイルといいます。ファイルは大きく分けて、手動で使うものと電動のものがあり、どちらも回転させて使うことがほとんどです。いちばん細いファイルは先端の直径が0・06ミリ、ほとんど針のような器具ですが、ファイルが新品の場合は、よほど無理な力をかけなければ折れることはありません。しかし、繰り返し使ったものは金属疲労を起こして、しばしば折れます。それも治療中に根管内で折れるのです。

根管内でファイルが折れて回収できないと、どうなるでしょうか？　折れたファイルが根管に残ると、充填材を入れて根管の空洞を埋めることができません。根の中の空洞が細菌の温床になりますから、折れた器具は回収（撤去）しなければなりません。

私たちの歯科医院では、こうした事故を防ぐためにファイルなどの器具は早めに交換しています。それでも、事故が起きた場合には、マイクロスコープをのぞきながら、超音波スケーラーチップという器具で振動を与えて、破損したファイルの回収を試みます。この器具は本来、超音波振動で歯石を粉砕して除去するためのものですが、振動が功を奏して折れたファイルを回収できることがあるのです。しかし、回収できるのは、ステンレス製のものに限ります。ニッケルチタンという非常にしなりのよい金属製のファイルは、ほとんど回収することができません。ニッケルチタンのファイルは、歯根の先の湾曲した箇所で折れ、歯の象牙質《ぞうげ》に食い込んでしまっていることが多いのです。

折れたファイルを回収できない場合は、慎重に経過を観察します。どうしても折れたファイルを回収しようとすると、あごの骨を削って、折れたファイルが入った根ごと切り取る外科的根管治療しか回収手段がないからです。しかし、奥歯の後方の歯や、上あごの奥歯の一部では、骨が厚かったり、ほかの歯根がじゃまをしたりして外科的根管治療ができない場合もあります。この場合、症状があれば抜歯は避けられません。

根管治療に限らず、どんな治療にもリスクはありますが、器具は新品を使えば、まず折れることはありません。多くの歯科医師がファイルをくり返し使うのは、くどいようですが、日本の根管治療に対する診療報酬が低く抑えられているためです、ファイルを使い捨てにすると赤字になってしまうのです。

奥歯（大臼歯《だいきゅうし》）の根管治療の2回目の診療報酬は、２０１６年（平成28年）時点で４００円です。根管治療に使用する手用ファイルは、安いものでも1本１２０円します。1回の根管治療には、太さの異なる少なくとも4種類のファイルが必要ですから、それだけでも４８０円。さらに電動のニッケルチタンファイルを使った場合は、1本１０００円程度で、4本新品を使えば４０００円です。治療1回ごとにファイルを使い捨てにしていたら、経費が診療報酬を超えてしまうのです。超えた分は当然、歯科医院の持ち出しになります。そのほかにも歯科医院運営のための経費がかかります。こんな状況でも日本の歯科医師は本当によくがんばっていると思います。

「医は仁術なり」という至言がありますが、歯科医院が存続していくためにはビジネスとして成立していなければなりません。

### 技術的問題5　過去の治療による「歯根破折」

歯根破折が根管の削りすぎによって起こることを１１３ページで説明しましたが、ここで解説する歯根破折は別の要因によるものです。むし歯になっていない健康な歯でも、ある日突然、歯ぐきに埋まっている奥歯の根の部分が折れる（破折）ことがあります。これが起こる人には条件があって、多くが角ばった顔をした40歳以上の男性です。これは、あごの力、つまり噛む力が人並みはずれて強いことに起因すると思われます。噛む力が強ければ強いほど歯は傷みやすく、歯根まで折れることがあるのです。

プロ野球でホームランを量産した王貞治さんは、打撃のインパクトの瞬間に歯をくいしばる力が強く、現役晩年の頃にはすでに歯がボロボロだったというのは有名な逸話。折を見た歯科医院通いと、オフシーズンのメンテナンスは欠かせなかったそうです。

話が脇に逸れましたが、根管治療で歯髄《しずい》を取り除いている歯の場合は、この条件があてはまらないことがあります。比較的若い人でも女性でも、奥歯だけではなく前歯などの部位でも歯根破折は起こることがあるのです。これには20年ほど前の歯科治療が影響しています。当時、抜髄《ばつずい》した歯は金属でつなぐのがよいと信じられていました。根管治療自体が破折のリスクをはらんでいるのですが、この金属を使うことによって、さらに破折が起こりやすくなっているように見受けられます。この治療が盛んだった頃から20年経った現在、歯の根が折れて来院する患者さんがかなり多いのです。

もちろん、歯の削り方によっても折れやすくなりますが、多くはこの金属の土台を使う方法が直接的な原因になっています。折れてしまうと、抜歯は避けられません。

# 日本の医療保険制度が問題をつくっている

## すぐれた日本の医療制度と問題点

日本の歯科医療の問題、特に低く抑えられた根管治療の診療報酬が、日本の医療制度に基づくものであることにふれてきました。

もちろん、日本の医療制度自体は基本的にすぐれたものであることに異論はありません。すべての国民がなんらかの公的医療保険に加入し、お互いの医療費を支え合う「国民皆保険制度」のお陰で、国民の誰もが本人負担1～3割で医療サービスを受けることができます。富める者も貧する者も、平等に日本のどこでも医療を受けられる、世界に冠たる医療保険制度です。

日本の医療保険制度に対する世界的な評価は高く、2000年(平成12年)には世界保健機関(WHO)から日本の医療保険制度は総合点で世界一と評価されていますし、世界

### 日米の医療制度比較

| 日本 | アメリカ |
| --- | --- |
| 国民皆保険制度。国民は、市町村が運営する国民健康保険、または職域ごとの被用者保険に加入する。 | 高齢者・障害者に対するメディケア、低所得者に対するメディケイドがあるが、現役世代への医療保障は民間が担ってきたため、無保険者が多数存在。2010 年に医療保険改革法が成立し、全国民にいずれかの保険への加入を義務づけたが、なお無保険者が残る見込み。 |
| 公的医療対象　全国民 | 公的医療対象　65歳以上の高齢者・障害者、低所得者のみ |
| 社会保険方式（財源は保険と税の組み合わせ） | メディケア＝社会保険方式、メディケイド＝税方式 |

財務総合政策研究所「医療制度の国際比較」（H22.6）、日本医療政策機構「スウェーデンの医療政策と高齢化対策」（H24.3.19）、国立国会図書館調査及び立法考査局「外国の立法 No.243-1」『【アメリカ】医療保険改革法成立』（H22.4）より改変転用

トップクラスの長寿国であること、乳児死亡率などの健康指標が高位置にあることも、医療制度が整っていることと無縁ではないでしょう。

海外では、アメリカのような先進国でも民間保険中心の制度ですし、無保険の国民を多く抱える国もあるのですから、「世界に誇れる制度」とする評価があるのもうなずけます。

しかし、経済成長の鈍化により、日本の財政赤字は１０００兆円に達するといわれ、国家運営の半分が赤字国債という異常な事態をきたしています。国家破たんも絵空事ではありません。少子高齢化や医療の発達を受けて、毎年１兆円を超えるペースで医療費が増え続けています。

かつては1割だった本人負担を3割に増やしても、残り7割は国などの負担、つまり社会保険料収入です。社会保険料収入が伸び悩むなか、将来も国民皆保険制度を維持していくために、医療費を節約していくことが求められるようになりました。

医療費負担の仕組みを、超高齢化が進む日本社会にあった制度に変える必要があるともいわれていますが、そのような改革には時間がかかります。国の医療費負担を抑えるためにとられている施策のひとつが、歯科医師に対する診療報酬の抑制なのでしょう。

## 日本の健康保険における根管治療の診療報酬

この医療費削減の影響を受けているのが、私たちが問題にしている診療報酬なのです。歯科医師が直面しているのは次のような事実です。

日本における根管治療の診療報酬は大臼歯（奥歯）で1万円程度、前歯では6000円程度（いずれも患者さんの負担額は3分の1程度）と定められています。問題は、治療が1回で終わっても、5回かかっても、ほとんど割り増しで診療費をいただくことができない保険診療の構造です。診療報酬は定額制に近い設定となっているため、初回治療の際、患者さんに2000円程度を支払っていただいたあとは、次回からの来院ごとの一部負担金は、大臼歯（奥歯）の根管拡大のようにたいへん手間のかかる処置でさえ300円程度、根の治療の最終段階である根管充填の際に、技術的に非常に難しい治療をしても患者さんのお支払い金額はわずかに1000円程度です（このほかに歯石除去などの処置をした場合はこの限りではありません）。

前述したように、根管治療は決して簡単な治療ではありません。リスクも小さくない治療です。しかし、ていねいに時間をかけて治療するほど、歯科医院が赤字になるような報酬体系になっているのです。根管治療の診療報酬は、歯科医師が専門性を駆使して治療をしている横で、歯科衛生士が子どもの前歯にむし歯の進行抑制の薬（サホライド）を塗布するのと同程度の設定です。サホライドの塗布は1分程度で終了し、リスクはありません。

## 削られ続ける歯科医療費

国としては、とにかく医療費を削減することに躍起《やっき》になっています。しかし、人間は歳をとれば誰でも病気になりやすくなります。当然、高齢化社会では、自然に医療費は増大してしまうのです。経済の停滞によって社会保険料収入も伸び悩んでいます。そこで起こってきたのが医療費の配分問題です。

**国民医療費と歯科診療医療費の年次推移**

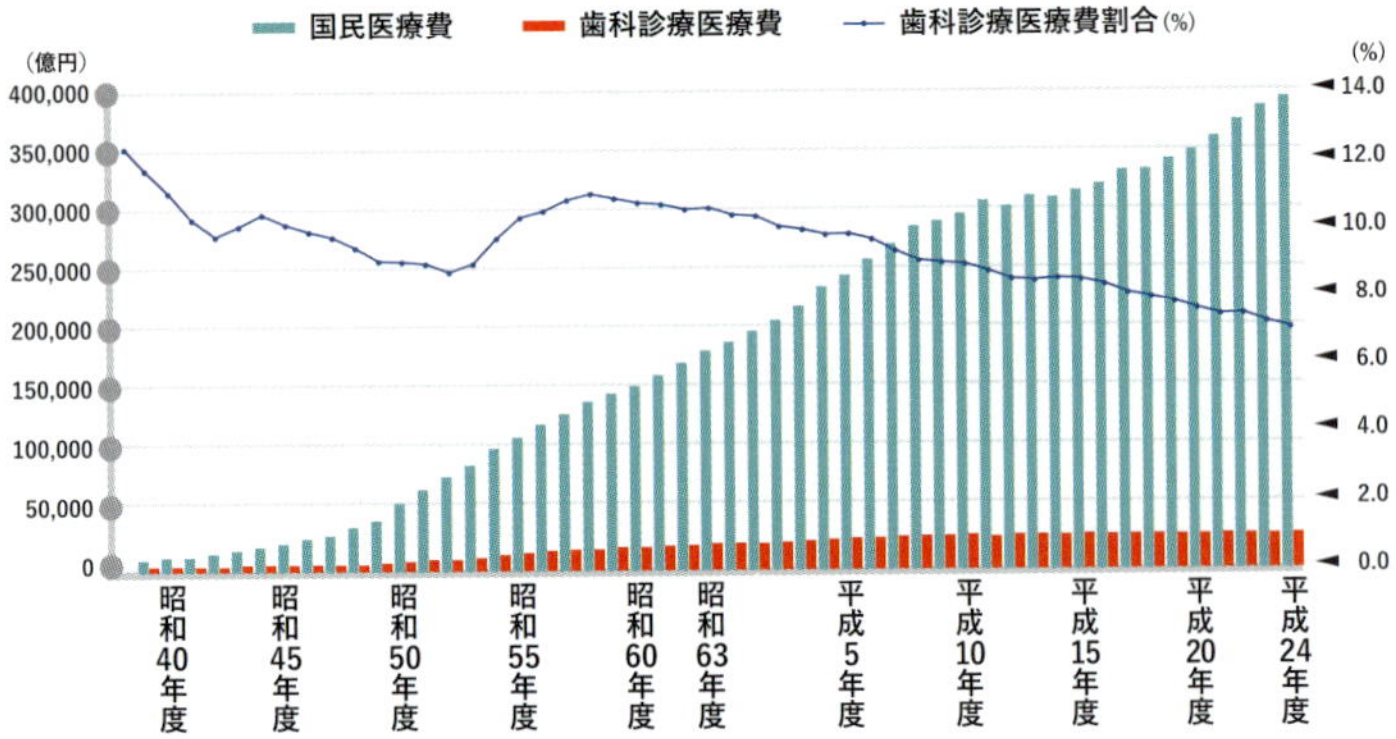


出典：国民医療費

医療費全体の大枠は決まっているため、その中で配分を変化させようという動きです。歯科の場合、歯が痛くても死ぬわけではないと考えられているようで、通常の医療行為のなかでは軽んじられる傾向があります。また恥ずかしながら、私たち日本歯科医師会の会長が起こし、2004年（平成16年）に発覚した日歯連闇献金事件以来、医療費改正のたびに歯科医療費はほぼ毎回削られてきました。

国民医療費に占める歯科医療費の割合は、私が歯科医師になった頃は10％ほどありましたが、2012年度（平成24年度）には約7％程度になってしまいました。そんなかたちで20年以上、保険診療の歯科診療報酬がすえ置かれている項目が多数あります。それもほぼ毎日行う診療行為での診療報酬がそうなのです。このなかでも特に、根管治療の診療報酬は「むごい」というひとことに尽きるのです。

歯周病が全身疾患に悪影響を与えるとしても、たしかに歯科疾患が生命の危険に直結するのはそう多くはないでしょう。しかし、歯を失うことによる害は前述した通り、歯は生活の質（QOL＝クオリティ・オブ・ライフ）を担保するだいじな器官です。多くの歯科医師が診療報酬の抑制に対する防衛手段として治療の効率化を図ったために、保険診療ではまともな治療が受けられない、歯を守れないという影響が出てよいわけがありません。

## 諸外国の根管治療の費用

ここで歯科医療と根管治療費用の国際比較をしてみましょう。

まずは、自由の国アメリカです。アメリカは、高齢者や低所得者といった特定の条件の人を除き、日本のような公的な医療保険制度は整備されていません。そのため、ほとんどの人が民間保険に加入するか、自費で診療を受けています。また、医療を提供する歯科医師は、日本のような医療に対する広告規制がないため、広告が盛んです。治療費用も宣伝することができ、費用設定は自由競争下にあります。

## 諸外国と日本の根管治療費用比較

| 国名 | 根管治療費用（円換算） | 一人あたりのGDP（2016年・円換算） | 根管治療１回の費用は年収の何％にあたるか |
|---|---|---|---|
| アメリカ | 134,400円 | 6,436,192円 | 2.09% |
| オーストラリア | 95,200円 | 5,591,824円 | 1.7% |
| 香港 | 67,200円 | 4,892,272円 | 1.37% |
| イギリス | 44,800円 | 4,468,688円 | 1% |
| コスタリカ | 30,800円 | 1,324,288円 | 2.33% |
| コロンビア | 28,000円 | 650,160円 | 4.31% |
| メキシコ | 25,760円 | 918,512円 | 2.8% |
| タイ | 22,400円 | 661,584円 | 3.39% |
| インド | 14,560円 | 191,408円 | 7.61% |
| 日本 | 10,080円 | 4,356,128円 | 0.23% |

こうした事情のなかで、奥歯の根管治療費はおおよそ13万円程度です。当然、物価の高い地域ではさらに高くなり、たとえば、ニューヨークのマンハッタンでは、この１・５倍の価格になるようです。

２０１６年（平成28年）時点での諸外国（一部は地域）と日本の根管治療費用を比較した上の表を見てください。日本で保険適用される場合はどこで治療を行っても費用は変わらないのに対して、ほかの国々では同じ国内でも地方によって、さらに歯科医院ごとに費用にばらつきがありますので、おおよその参考値として見る必要がありますが、豊かな国も、そうではない国も、総じて日本よりも根管治療費用は高額です。

さらに注目していただきたいのは、一人あたりのＧＤＰ（国内総生産）で換算した年収に対する治療費の割合です。コロンビアでは４％以上、インドでは７％以上、こうなると根管治療を受けることができるのは一部の豊かな人々だけで、多くの人はむし歯が悪化した場合には抜歯するしかないのではないかと推察されます。

これに対して日本は０・23％と桁違いに安いのがおわかりいただけると思います。その一方、日本の歯科材料費用はアメリカよりも高いものが多いのが現状なのです。

右に掲げた表以外の地域の例もあげます。

私が２０１３年（平成25年）７月に研修に行った中国の青島（チンタオ）では、根管治療は被せもの抜きで、約10万円（現地通貨換算）だと聞きました。中国は最近やっと個人開業が認められたところで、ほとんどが自費診療のようですから、治療費用はかなりばらつきがあるとのことでした。青島でいちばん大きな病院の歯科で見学させてもらいましたが、私たちの歯科医院には17台あるマイクロスコープは１台もなく、歯科用のＣＴも導入されていませんでした。

さらに、２０１４年（平成26年）に訪れた中米のグアテマラのフランシスコマロキン大学では、奥歯の根管治療は現地通貨換算で６万円程度とのことでした。

## 安い診療報酬がもたらす、さまざまな弊害

諸外国で根管治療の費用が高いのには理由があります。簡単にいうと時間がかかって技術が必要なためです。そして責任が重いこと。さらに消耗品に費用がかかります。それについては第5章で詳しく説明します。

私は、単純に診療報酬が高ければよいと思っているわけではありません。しかし、あまりにも安い診療報酬が大きな弊害を生んでいると思えてならないのです。

歯科医師にすれば、しっかりとした根管治療を行うと、術後に痛みが出ることがあり、クレームにつながりやすいという問題があります。そして診療報酬が抑えられているために、時間をかけてていねいに治療するほど赤字になります。ですから、日本ではしっかりと技術をみがくことは敬遠されがちです。前章で述べたさまざまなトラブルの一因がここにあります。ちなみに米国では根管治療の講習会はいちばん人気だそうです。

もうひとつ、保険制度の問題点として指摘したいことがあります。

日本の医療保険制度では、審査はあるものの、治療を行ったら国や都道府県、保険者などから医療機関にお金が支払われる仕組みになっています。そのとき、治療の質が問われ

ることはそれほどありません。特に根管治療においては、良質な治療でも不適切な治療でも診療報酬に定められた金額が支払われるわけです。これでは不適切な治療が行われている現実を是正《ぜせい》する効果は望めません。

それでも、裕福な人だけがまともな治療を受けられる国に比べれば、日本はまだマシなのかもしれないとも思ってしまいます。たとえば、フィリピンの場合、治療費が高い根管治療を受けられる患者さんは一部の富裕層に限られています。治療費が出せない患者さんは抜歯することになり、若い人でもやたらに義歯（入れ歯）になっているのです。

日本で不適切な根管治療が減らない理由として、専門性が高い医療が一般の方にはわかりにくい面があることも影響しているでしょう。治療を受けた患者さんが、よい治療だったのか悪い治療だったのかを判断しにくく、治療が長期間にわたったほうがていねいだというような誤解もあります。実際は逆で、短期間で終わらせる必要があります。

治療の質については、プロがレントゲン写真を見れば、根の中の削り具合や詰め具合で、ある程度は治療の良し悪しが判断できますが、患者さんにはわかりようがないため、治療が痛くない、早いといったわかりやすい要素、あるいは受付の対応がよいとか、建物がきれいなどのような医療の質とはおよそ関係のないことが判断材料になってしまうのです。

根管治療の治療費が予防意識に与える悪影響も指摘しておきましょう。諸外国では、人々は根管治療は高いものだと認識しています。ですから、そうならないように予防に力をいれて定期的なメンテナンスに通う人が多いのです。しかし、日本はどんな治療でも保険診療の場合は５０００円もあれば受けることができます。そのためどうしても予防をしようという意識が乏しくなりがちです。

## 日本の根管治療はどうなるのか

診療報酬というひとつの要因が、さまざまな面で悪影響を与えていることをご理解いただけたかと思います。日本の根管治療の診療報酬が先進国最下位であることは間違いありません。アメリカの大学の根管治療専門の教授に、日本の根管治療の診療報酬について話したときは、「クレージー！」のひとことでした。しっかりした医療を提供するには危険な水準にあるともいえるのです。

その解決策はないのでしょうか？

本来ならば、日本の根管治療の保険点数をもっと上げてもらう必要があります。しかし、大学病院で根管治療を専門としている教授ら数人に話を聞いても、そんな点数のことなどあまり眼中にありません。彼らは大学から給料をもらっているサラリーマンであって、根管治療を行って、そこから得る診療報酬で生活や研究をしているわけではないからです。診療報酬の保険点数を改定する場合、これらの大学教授など有識者の意見が反映されます。その大学教授たちが点数に関して関心を持っていない以上、点数が改定されることは望めませんし、治療の質の検証制度がない日本で、ただ単に根管治療の診療報酬を上げてしまうと、国家財政に対する影響も無視できませんから、その点も保険点数改定の障害になっているのだろうと思います。

隣国の台湾では、保険制度で根管治療を行うことができ、日本よりも断然高い診療報酬が認められています。反面、診療報酬を請求するときにはレントゲンの提出も義務づけられており、審査はかなり厳しいと聞いています。台湾の友人は、「いい加減な根管治療はできない構造だ」と話していました。

治療の質を担保しないため、ひどい治療がはびこる現状を改善するために、日本でもこのような制度になることを私は望みます。しかし前述したように、少子化、国家財政悪化といった状況から考えると、医療費の増加につながるこのような制度が整備されることを期待するのは無理があるのかもしれません。

混合診療の禁止

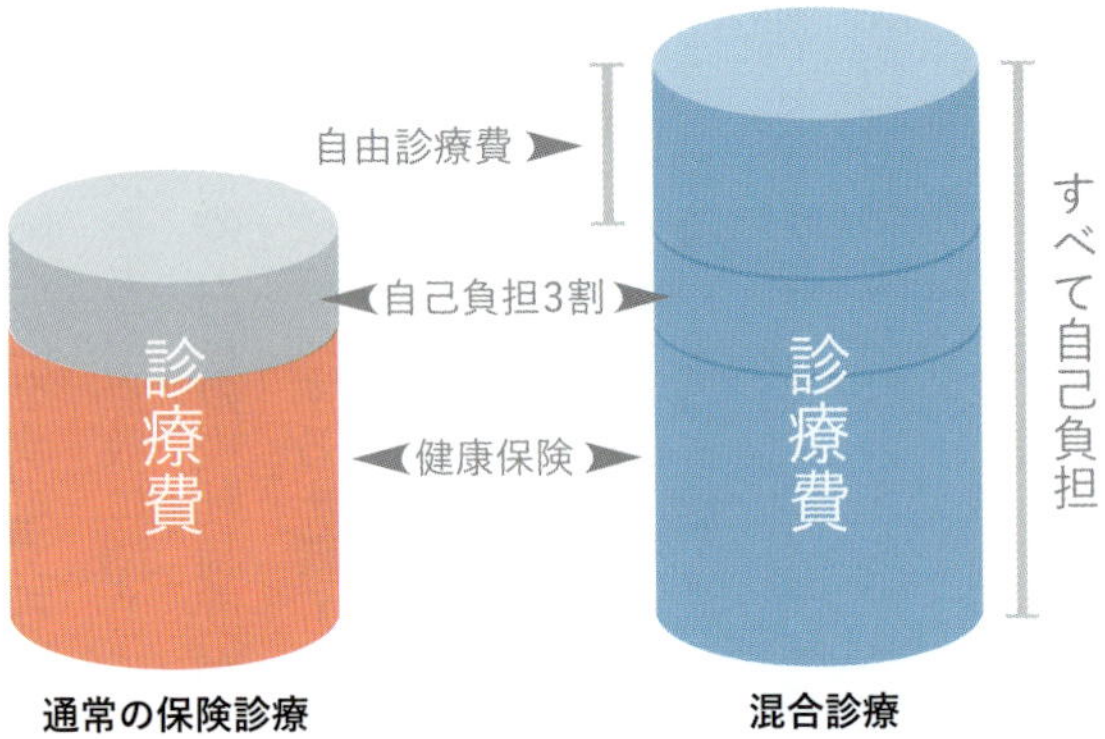


## 禁止されている混合診療

日本の医療保険制度には診療報酬以外にも、「混合診療の禁止」という微妙に困った問題があります。

医療保険制度では、健康保険でできる診療（薬や材料も含みます）の範囲が限定されています。混合診療とは、健康保険が適用される診療の費用は健康保険でまかない、保険が適用されない自由診療の費用は患者さん自身が支払うことです。医療（または費用）が混合するため、こう呼びます。

これが認められないと、同じ病気に対して健康保険による治療と自由診療の治療を行った場合は一連の治療とみなされます。

わかりやすく説明すると、混合診療を行った場合は、すべての治療に対して健康保険は適用されず、すべてが自由診療扱いになるということです。つまり、全額が患者さん自身の負担になってしまうのです。

混合診療が禁止されているのは、安全性や有効性が確保されている保険医療と、保険適用外の治療を明確に区別するとともに、患者さんの不当な負担防止を図るためとされていますが、そもそも、法律や通達には明文化されていないのになぜか効力を持っています。解釈や適用の範囲が不透明で、歯科での被せものの自費扱いも混合診療に反するかというと、1976年（昭和51年）の「歯科医療管理官通達」により例外とされているのです。

根管治療自体を、保険診療を行う歯科医師が自費として扱うと混合診療の禁止に抵触するでしょう。そのため、当院で自費の根管治療（スーパー根管治療）を希望する患者さんには、全額を自費負担いただくか、根管治療した歯はほとんどが被せものが必要なことを利用して、被せものにスーパー根管治療の費用を上乗せするという奇策で患者さんの負担を軽減するしかないのです。保険適用される根管治療にさまざまな問題が生じている日本の現状においては、自費でしっかりした根管治療を受けることも選択肢のひとつとお考えいただいたほうが、歯を守るためにはよいと私は考えています。

## 間違っている日本の歯科医療教育

### 大きく変化している歯科医師国家試験

歯科大学は本来は研究機関ですが、卒業して国家試験に合格すれば、卒業生のほとんどが歯科医師という同一の仕事に従事する職業訓練校といった側面も持っています。

私が歯科大学に入学した40年近く前は、それなりに入学競争率は高かったため、留年する人は多くはなく、80%程度の学生が国家試験に合格する時代でした。一方、2017年(平成29年)現在、歯科大学の入学競争率は下がり、入学試験は簡単になりましたが、卒業できても国家試験が非常に難しくなっています。

2017年3月に発表された第110回歯科医師国家試験の合格率は65・0%でした。医師国家試験の合格率88・7%と比べると、かなり狭き門であることがわかります。この結果には国家試験に対する国の考え方が変化したことが影響しています。私が卒業した時代は、歯科医師を養成し増やす必要があったため、基礎的な知識を問う設問が多く、まっとうに勉強していれば合格できるレベルでした。ところが歯科医師過剰時代となり、国家試験には「地雷問題」といわれる、その問題を間違えたら即不合格となるような問題や、重箱の隅をつつくような問題が出題されているそうです。

今、現役の歯科医師が受験したら、ほとんどが落ちるといわれるくらい、国家試験は変化しています。国家試験がとても難しくなっても、依然として歯科医師が過剰であることから、昨今の若い歯科医師の5人に1人は年収300万円以下のワーキングプアだと指摘されるようになりました。本人の努力や能力に問題がある場合もあるでしょうが、十分に能力があってもそれを活かしようがない現状に同情を禁じえません。

## 試験のための教育に意味があるのか？

国家試験の合格率が低い大学は学生が集まらないため、とにかく国家試験の合格率を上げることが歯科大学の急務になっています。そのため、臨床に役立つ教育ではなく、国家試験問題に準拠した教育内容に変化しているのです。歯科大学の国家試験予備校化です。

私たちの歯科医院は厚生労働省の臨床研修施設に指定されています。歯科医師国家試験に合格したばかりの研修医の受け入れ施設です。研修医たちは国家試験を受験したばかりですから、根管治療についてどんな問題が出ていたかをよく覚えています。その試験内容を聞くと、日本の根管治療は遅れるわけだと、思わずため息をついてしまいます。

日本の国家試験対策のための教育しか学んでこなかった若い歯科医師たちは、次に示すような根管治療教育を詰め込まれているのです。それは実践的なアメリカの根管治療教育とは、対極にある臨床の役に立たないものとしか、私には思えません。

## 臨床の役に立たない日本の根管治療教育

まず、日本の大学で教えられている根管治療には、どこまで歯を削ってよいか根管形成の数値目標がありません。明確な数値で指導するアメリカとの大きな違いです。根の先の拡大値についても、学校によって相当なばらつきがあるようです。

また、根管充填は「側方加圧根充法」という治療法をいまだに採用しています。あとで詳述しますが、この方法は根管の中に空洞をつくりやすく、治療成果が上がらないばかりか、どう考えても予後のよくない根管充填法です。

私は日本の歯科医師国家試験の問題を29年間にわたって調べてみましたが、そのなかで根管充填法に関係する問題は5問と少ないものの、側方加圧根管充填に関係するものばかりで、アメリカで行われている後述のCWCT法や、スーパー根管治療で行っている垂直加圧根充法の問題は一切ありませんでした。国家試験がこうなので、大学教育もその方法ばかりを教えざるをえないのでしょう。

さらに日本の歯科大学では、根管治療を行う際に根管充填の時期を以下の基準で教えていますが、これらも根管治療の実態に則さないナンセンスなものとしか思えません。

①自発痛、打診痛が消えていること。
②根尖《こんせん》部の歯肉に、発赤《ほっせき》や腫れや圧痛がないこと。
③根管内が無菌状態であること。
④綿栓に着色がないこと
⑤根管からの出血・排膿《はいのう》がないこと。
⑥根管浸出液がないこと
⑦瘻孔《ろうこう》（炎症などによって生じる孔）が存在しないこと。

これらの条件をすべて満たす根管治療中の歯はほぼないはずで、もしあったとしても、側方加圧根充方では治りません。

打診痛とは、治療中の歯をピンセットのうしろでこつんと叩いたときに響く痛みです。通常、根管の中が空洞になっている治療中は、多かれ少なかれ叩けば痛いものです。また、根尖部の歯肉の腫れや痛みが完全に消えることはあまりありませんし、根管からの出血や排膿、浸出液がないという条件がありますが、歯の中の綿を何度交換しても乾燥することはほとんどありません。膿が出ていれば別ですが、アメリカではしっかりと根管形成をして洗浄・除菌し、根の先まできっちり充填してふさげば終わりです。スーパー根管治療でも打診痛や歯肉の腫れは、根管の中に充填材を詰めれば、1週間ほどでなくなります。

このような事実を知らない日本の若い歯科医師は、大学教育や国家試験の内容を鵜呑みにして延々と根管治療を続け、間違った処置で症状が改善しないため次の治療ステージに進むことができず、治療が一向に終わらないということになるわけです。

## 民間の根管治療セミナーで学びなおす若い歯科医師

日本の歯科医療教育の歪みを補うかのような民間のセミナーが人気になっています。

つい数年前まではインプラント（人工歯根）のセミナーが花盛りでしたが、若い歯科医師に聞くと、最近は根管治療のセミナーが人気だそうです。

学ぶこと自体はよいことですが、そこで行われているセミナーに大きな問題があります。根本的な治療技術はアメリカの真似、かつて日本で開発されたよい技術は忘れられて、取り入れられていません。根管内の洗浄に重きを置くのはよいのですが、根尖孔の閉鎖を軽視しているのも問題です。根尖孔の閉鎖を確実にしないと、洗浄しても意味はありません。

また、セミナーをバックアップしているのは、多くが歯科医療器具のメーカー。それも利益が期待できる、1本1000円もするような消耗品の歯科用ファイルを扱っているメーカーです。つまり、セミナーは歯科用ファイルなどを購入してもらうためのものであり、講師の話も当然そこに重点を置くわけです。

## 歯科医師として学びなおすことの大切さ

少し本題と離れますが、私の経験をお話しします。私が小机歯科を開設して8年あまり経った当時、まだ歯科医院の過当競争がはじまる前のことです。

ある夕方、相模鉄道線の横浜から電車に乗った私は、なんとなく開いた夕刊のインターネット記事に注目しました。その頃、知られはじめたホームページに関するものでした。これはおもしろいと思い、すぐさま小机歯科のホームページをつくることにしましたが、当時はまだ参考書はほとんどなく、ＰＣにはウェブサイトをつくるための基本的なファイルが標準装備されていない状況のなか、四苦八苦して小机歯科のホームページを完成させました。その頃、ホームページのある歯科医院は日本中に10院もなかったと思います。

ホームページにはメール相談コーナーを設けました。すると、歯科医院のホームページなど珍しかったこともあり、全国の歯科の患者さんからメール相談がきたのです。そのメール相談の内容が多岐にわたっており、歯科医療に関する突っ込んだ質問に、私は満足に回答できないこと、つまり知識が乏しいことに気づかされました。

その頃のインターネットに有用な情報はなく、歯科大学の図書館などに通っては調べて回答していました。いろいろな勉強会に出席するようになったのはそれ以後のこと。そしてＷＤＳＣ（ウィークエンド・デンタル・スタディ・クラブ）という勉強会に現在まで20年近く通い続けています。毎月1回開催されるＷＤＳＣでは、いろいろな歯科医師を招聘《しょうへい》して歯科医療全般に関するテーマで講演してもらいます。私が講演することもあります。

この勉強会で学んだことは歯科医師としてのスキルにとても影響していると思います。あの頃、ホームページをつくっていなかったら、それがきっかけになって歯科医療について学びなおそうと思わなかったら、今の私があったかどうかわかりません。

## 勉強していない歯科医師は信用できない

日本の健康保険制度は、国民が広く歯科医療を受けられる点で非常にすぐれています。しかし、よくも悪くもこの枠内で歯科医師がものごとを考えるため、自由な発想で歯科医療を考えることができないという面もあります。枠を破ろうとしない歯科医師もよくないのですが、保険制度が日本の歯科医療の発展を阻害している一面もあるわけです。

その点、アメリカには日本のような国民皆保険制度はありません。枠がないため、自由な発想で歯科医療が発展しています。日本の大学のように歯科医師が治療に追われることはなく、研究も盛んに行われています。インプラントがそのよい例です。アメリカは研究にお金をかけます。そして、国の規制が少しゆるく、それが功を奏して研究・リサーチが進みます。これに対して、日本は規制が厳しく、歯科医療に役立つバイオマテリアルもほとんど使えません。私はできるだけアメリカに足を運び、歯科医療に関する最新情報を仕入れるように心がけていますが、それにはこうした日米の事情があるからなのです。

本書を書くにあたって参考にした歯科医師選びの本に、「季節外れに日焼けした歯科医師を選んではいけない」と書かれていました。歯科医師としての勉強をせず、ゴルフばかりしている医師はダメということなのですが、医師といえども人間です。私自身はゴルフはできませんが、気分転換にゴルフをするくらい見逃してほしいと思います。ただ一方で、息抜きばかりで勉強しようとしない歯科医師は信用できないと私も思います。

## 本物の根管治療法の確立

さて、根管治療の話題に戻ります。

今の若い歯科医師は根管治療について相当に悩んでいるようです。いつまで経っても治療が終わらない治らないからです。実際、半年も綿の交換を続けていたら根の中に雑菌が入りまくって悪化します。これでは治るものも治らなくなります。

私はこうした根管治療の現状を打破するために、日本とアメリカ、それぞれの根管治療の長所を融合した根管治療法(スーパー根管治療)を確立しました。私が提唱しているスーパー根管治療には、明確な目標と決められた手順があります。それに沿って治療を行えば数回で治療は終了します。そして、それは学ぶ意欲さえあれば、研修医でも実践できる手技なのです。

この治療方法を広めてゆくことが、これからの私の使命だと思っています。

## ～第5章～

# 本物の根管《こんかん》治療

## 日米の長所を融合したスーパー根管治療

### 高精度の根管治療が求められている

前章で日本の根管治療に不備が多い実態、不適切な治療がはびこる理由について説明し、間違った日本の根管治療教育による技術的な問題も指摘しました。

根管治療のポイントは、壊死《えし》した歯髄《しずい》を取り除いた根の中をきれいにして、その根の先（根尖孔《こんせんこう》）にきっちりと栓（蓋《ふた》）をして、根の中と外を区別することです。根の中を削らないと根の先まで充填《じゅうてん》材などが到達せず、しっかりと根尖孔に蓋をすることができません。ところが、削りすぎると歯の強度が落ちてしまいます。つまり、蓋ができる最小限の削り方を習得する必要があるのです。

こうした技術的問題を解決するために私が編み出したのが、この章で紹介する日本とアメリカの根管治療の長所を融合した「スーパー根管治療」です。

スーパー根管治療は、アメリカの専門医で行われている根管形成の手法と日本で開発された根管充填法を融合したものですから、この治療法を説明するために、まずアメリカと日本の根管治療の違いについて説明しておきます。

## アメリカの歯科医療事情

アメリカの歯科は日本と異なり、開業医も専門分野で分かれています。日本人には分かりにくいかもしれませんが、たとえば歯を抜くのを専門とする口腔《こうくう》外科医（Oral surgeon）、歯周病の治療を専門に行う歯周病医（Periodontist）、そして、根管治療を専門にしているのが、歯内治療専門医（Endodontist）と呼ばれる歯科医師です。

一方、あまり専門性のない歯科医師はＧＰと呼ばれ、おもにむし歯を削って詰めたり、クラウン（冠）を被せたりする仕事をしてします。

アメリカでは、こうしたさまざまな専門を持つ歯科医院が一か所に集まっていることが多く、患者さんはその医院間を行き来して治療を進めていきます。現在では、ＧＰが根管治療の分野にも進出しはじめていると聞きますが、やはり都市部では根管治療は根管治療専門医が行っています。

## アメリカで主流の根管治療の特徴

アメリカでも根管治療にはいろいろな方法があり、それぞれに名前がついています。アメリカの専門医の統計によると、現在主流とされる根管治療は、Contenious wave condensation technique（以下ＣＷＣＴ）だと発表されています。これを日本語に訳すと、「連続的波動法」となります。

このＣＷＣＴの最大の特徴は、根管形成、つまり根の中に充填材をきれいに詰めるための道づくりにあります。ＣＷＣＴでは根管形成の手法がシステマティックに構成されていて、しっかりとトレーニングされた歯科医師ならば、どんな歯でも同じような結果が出るように、うまく機械化されているのです。

ＣＷＣＴで根管治療を行う歯科医師は、習得しやすいように整理されたテクニックを身につけ、決められた順番でドリルを使い、その結果、誰もが所要時間や仕上がりに大きな差がなく根管治療を行えるようになります。ＣＷＣＴでも、削る力を加える方向を誤ると根管の壁が薄くなってしまいますから、削る方向が非常に重要であることに変わりはなく、根管を削るテクニックをしっかりと身につけることはとても重要です。

ＣＷＣＴでは、形成した根管の中に入れるために、規格化された充填材が用意されています。

充填材自体は、現在でもよく使用されているガッタパーチャです。天然ゴムの一種と酸化亜鉛などを練り合わせたもので、１００年も前から使われています。熱を加えるとやわらかくなり、また、クロロホルムやユーカリオイルでも溶けるという性質を持っています。

では、どこが規格化されているかというと、ＣＷＣＴではこのガッタパーチャが最後に使ったドリルと同じ太さ・かたちをしているのです。ドリルと同じ太さ・かたちであれば、削って広がった根管に充填材をきっちり収めることができるという発想に基づくものです。このガッタパーチャに糊材をつけて歯の中に詰め、それから瞬間的に２００度程度の熱が出るヒートプラガーという器具を使って熱を加え、ガッタパーチャを溶かします。そして、それを押して根管の中に密着させます。この熱を加えたとき、歯のなかで渦巻くような波動が起こります。これがＣＷＣＴ（連続的波動法）の名前の由来です。

アメリカの教科書ではこの方法でも十分とされていますが、私はいまひとつ難点があると考えています。熱をかけて波動を起こすまではよいのですが、いちばん大事な根の先まで熱が届いているかということです。

## アメリカの専門医で行われている根管治療 (CWCT)

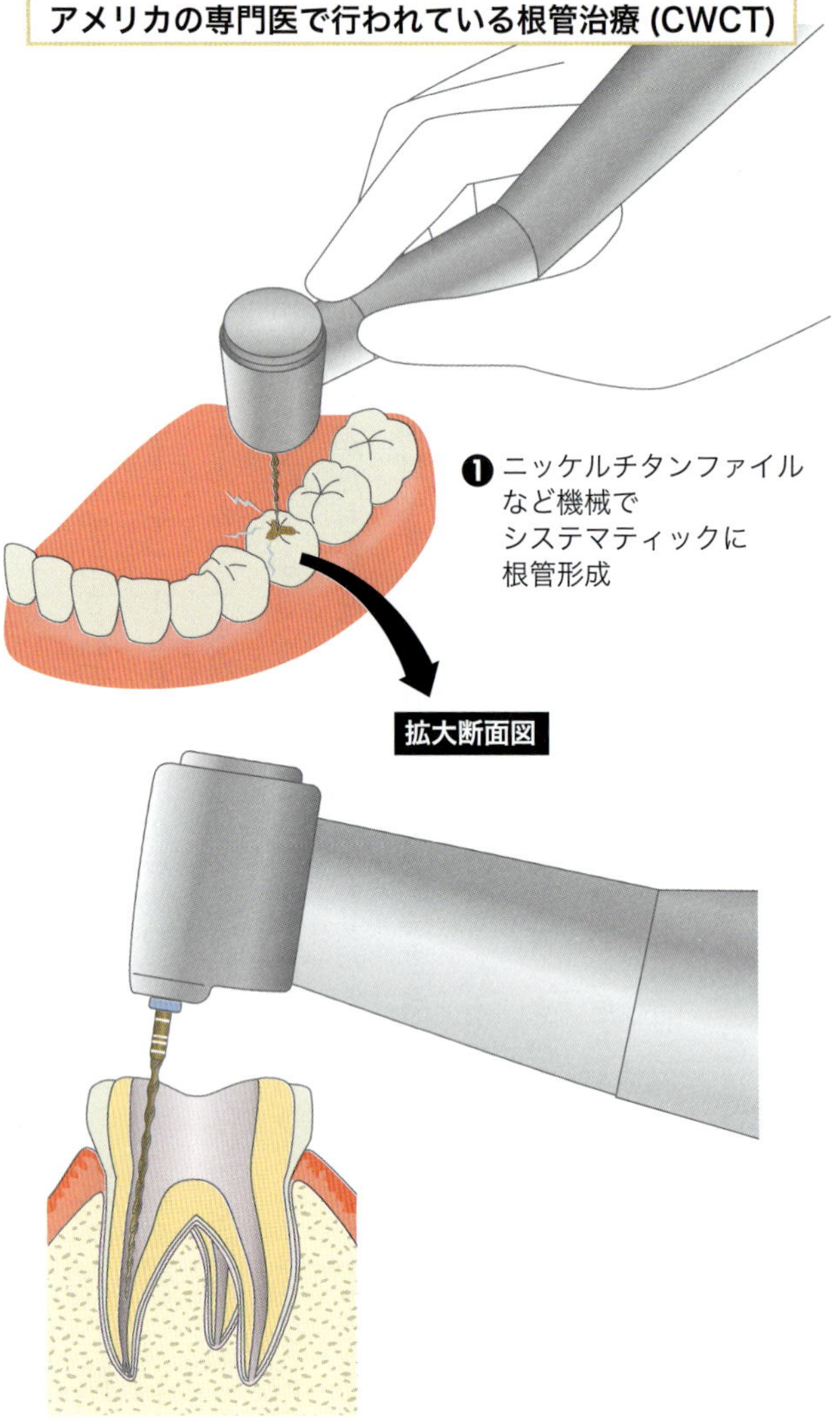

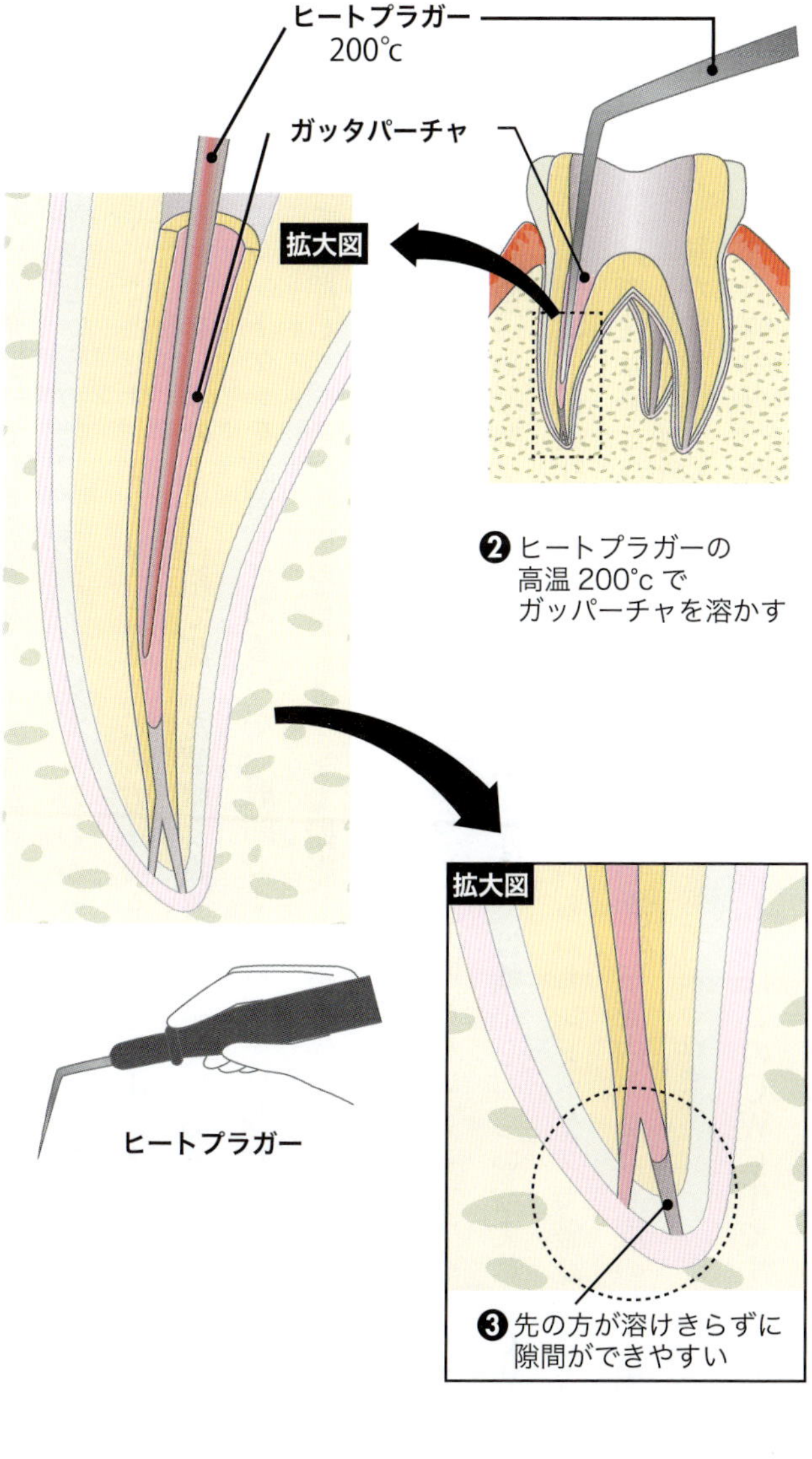
ヒートプラガー
200℃
ガッタパーチャ
拡大図
❷ヒートプラガーの
高温 200℃で
ガッパーチャを溶かす
拡大図
❸先の方が溶けきらずに
隙間ができやすい
ヒートプラガー

波動が起こるのは、充填材であるガッタパーチャが熱によってやわらかくなるからですが、CWCTの難点というのは、イラストを見てもおわかりの通り、根管の先端部分までは熱が伝わりにくいことです。アメリカでは、この方法でも十分な理由があります。アメリカでは、レントゲンを日本のように鉛で覆った部屋に設置する必要はありません。治療用の椅子のそばにレントゲンを設置してあるのが一般的ですから、根管充填を行う場合は、何回も熱をかけては押して、その結果をレントゲンで撮影して根の先の閉鎖を確認できるのです。日本ではこうはいきません。

CWCTのよい点は根管充填が終わった段階で明らかな失敗がないことです。一方でガッタパーチャを詰め込んで熱を加えても肝心の根の先までは軟化しづらいうえに、CWCTを日本で行う場合は、根尖孔が封鎖されているか、いちいちレントゲンで確認できないため、根の先の封鎖性はいまひとつです。瞬間的とはいえ、根管内で200度の熱を出すわけですから、熱が歯の周囲の組織に影響を及ぼすことも考えられます。

現在、日本で根管治療の専門医と名乗っているグループもほぼこのCWCTです。しかし、これらのグループのホームページには、スーパー根管治療で見られる、骨の再生などの症例写真がないのは気になります。

## 日本で一般的に広く行われている根管治療の問題点

根管治療は3つのステージで構成されていると説明しました。第1ステージは根尖孔の確認、第2ステージは根管形成、第3ステージは根管充填です。日本では、これらのステージにおいて明確な治療基準がないのが実状です。

まず第1ステージで、根の先にある根尖孔を確認します。根尖孔は本来、ピンホール程度の大きさですが、根の先まで充填を行うために、この根尖の孔をある程度拡大する必要があります。ところが、日本で一般的に行われている方法では根尖孔を大きく開けてしまう傾向が強く、あとで説明する側方加圧根充法で充填しても歯はほとんど治りません。

第2ステージの根管形成では、根管充填をする道をつくるために、ある程度根管を削ります。これも日本で行われている方法では明確な数値の基準がなく、適当に歯を削っているだけにすぎません。また前述したように、ピーソーリーマーのような電動回転器具を使っている場合は、削りすぎてしまう傾向があります。

第3ステージの根管充填では、歯髄を除去した歯によくない「側方加圧根充法」が広く行われています。

側方加圧根充法

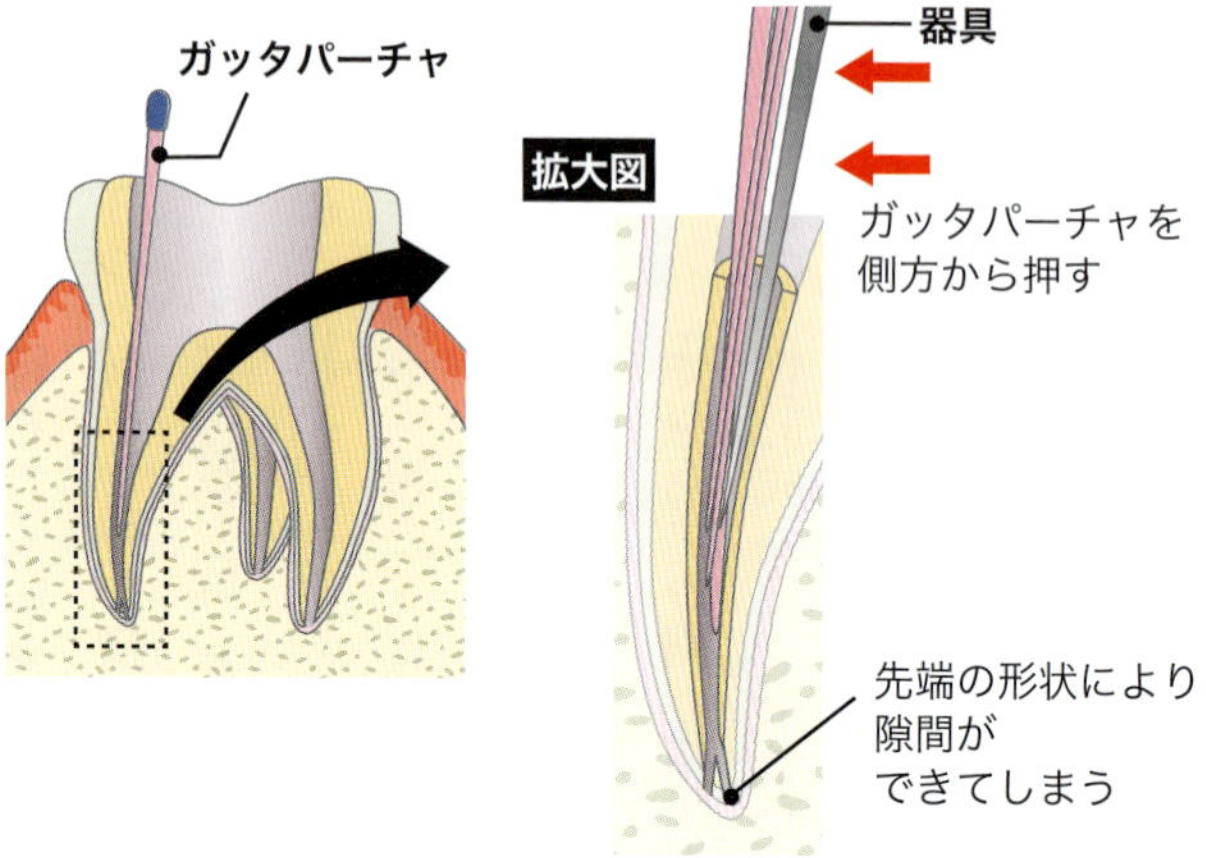


この方法は、「#02テーパー」というガッタパーチャポイント（充填材のガッタパーチャを細い棒状にしたもの）を1本入れて、そのまわりに細かいポイントを入れていく方法です。スプレッダーという器具で押して、隙間をつくってどんどん細かいポイントを入れていきます。このスプレッダーが横からガッターパーチャを押すので、側方加圧根充と呼ばれています。

しかし、根尖の孔《あな》が丸いことは多くありませんし、横から押すので根の先をしっかり蓋をすることは不可能です。スーパー根管治療の根充法の基礎は大津晴弘先生の方式を採用していますが、先生も著書でこの根充法は隙間だらけと記しています。

つまり、日本で一般的に行われている側方加圧根充法による根管治療は、のちのちまで症状が消えない原因になっているのです。また前述したように、根管充填の時期に関する間違った歯科治療教育を受けた歯科医師はいつまで経っても根管充填ができないため、そのような歯科医師の治療を受けた患者さんは、延々と歯科医院に通わされることになるわけです。

側方加圧根充法による根管治療はやめて、後述する「垂直加圧根充法」に切り替え、根管充填の時期の概念も改めれば、日本人の歯の寿命はもっと延びるはずです。

## スーパー根管治療の根管充填の基礎になった日本オリジナルの根管充填法

スーパー根管治療の根管充填の基礎となっているのは、今から40年ほど前に大津晴弘先生が開発した「オピアンキャリア法」です。大津先生の著書によるとオピアンキャリア法とは、大津方式の根管充填を意味する「Ohtsu Plugger and Carrier」をもじり、「Opian Carrier Methd」と名づけた合成語と記されています。

私は大津先生から直接ご指導を受けたことはありません。オピアンキャリア法は弟子の方から教わりました。

ただ、この弟子の方の方法は、根管形成をすべて手作業で行う職人技のような性格がある反面、どこまで根管形成をしたら終了という明確な数値がないものでした。根管を削る手技が規格化されていないため、誰もが同じようなかたちに根管を仕上げられないのが難点です。そのため、ときには思ったよりも根管を拡大しすぎてしまうこともありました。しかし、ぴったりと根管充填をすると、側方加圧根充を行っていたときに生じた、術後に噛めない不快症状が、ほぼ1週間で治ることに気がついたのです。

ガッタパーチャを詰めて側方から器具で押す側方加圧根充法に対して、オピアンキャリア法は器具を使って垂直にガッターパーチャを押す垂直加圧根充法です。アメリカ式では硬いガッタパーチャを根管内に挿入して、その中で加熱し溶かしてからギュッと押し込みますが、オピアンキャリア法では、根管に挿入する前にガッタパーチャを熱と薬剤で軟化させ、それを根管に入れて加圧します。

必ず根の先にやわらかくなったガッタパーチャが到達するので、楕円形に広がっていることが多い根尖孔にも緊密に充填できます。このような根尖形態に対して、側方加圧根充では根尖孔をふさぐことができません。

スーパー根管治療では、この根管充填法とは使う器具は違うものの、基本的にはオピアンキャリア法の垂直加圧方式を踏襲《とうしゅう》しています。しかし第2ステージの根管形成はまったく違う方法です。

ちなみに、大津先生の根管形成は、ご著書には最小限の歯質削除の提唱と書かれていますが、実際は根管内歯質の大幅な削りすぎだと思います。根管充填において画期的だったオピアンキャリア法は、残念なことに現在では廃《すた》れてしまいました。あくまでも推察ですが、大津方式で根管内を削りすぎ、歯根破折《しこんはせつ》が頻発するなど予後がよくない症例があったことが廃れた原因ではないかと考えています。

## スーパー根管治療の特徴

第2ステージの根管形成はアメリカのCWCTを採用。そして、第3ステージの根管充填はオピアンキャリア法を用いるのがスーパー根管治療です。

この治療法を確立するまで、根管形成においては試行錯誤を繰り返しました。某先生が行っていた、根管内に用いる長いダイアモンドバーによる根管形成を行っていた時期もあります。この方法でもオピアン法によるきれいな根管充填ができますが、問題は熟練と職人的な勘が必要なことでした。そのため、これに代わる方法を模索していました。

そんなときに、アメリカに研修に行き、アメリカの専門医が行っている根管治療を学びました。アメリカの根管治療法は、短時間で誰もが根管形成を行うことができること、根管充填もそれなりに行えるのが長所です。熟練や勘に頼らないCWCTを行っていた時期もありました。しかし、どうしても根管充填がオピアンキャリア法に比べて甘いことが課題でした。そこで試しに、CWCTで根管形成をし、オピアンキャリア法で根管充填をしてみたところ、結果は良好。根尖のガッターパーチャがしっかり充填できずに空洞ができてしまう失敗がほぼないことに気がついたのです。

そして、このCWCTの根管形成を効果的に活用する、あるルールを見つけました。この器具がここまで根管の中に入れば、オピアンキャリア法での根管充填がうまくいくという数値です。専門書ではないので、その数値については書きませんが、数値化することによって、誰もが根管形成の可否を判断できるようになりました。つまり、勘に頼った根管形成からの脱却です。

スーパー根管治療の最大のメリットは根の先の閉鎖性がよいことです。日本で一般的に行われている側方加圧根充とは段違い、アメリカのCWCTもそれなりの治療効果は得られますが、それよりもさらに高い根尖孔の閉鎖能力を持っています。

根の先が閉鎖されていないと、根の中が細菌の棲みかとなってしまうことは、前述の通りですが、もう少し詳しく説明しておきましょう。

根の外側は、歯槽骨《しそうこつ》という骨の一部で、その中には血管があり、細菌がいても免疫細胞により退治（貪食《どんしょく》）することができます。ところが、歯髄を取ってしまった歯の根には、一切血管がありません。そのため、根の外のように細菌が免疫細胞によって退治されないのです。このため、細菌の温床になる根の先は、しっかり閉鎖する必要があるわけです。

スーパー根管治療は、CTを含めた診断に基づき、1回あたりの治療に時間をかけて根管治療を進めていきます。その際に使うドリル類はすべて新品を用いるため、器具が根管の中で折れてしまうことはありません（器具の破損による根管内への取り残しについては第4章を参照）。治療回数は、根の先が見つかりにくい場合や、根が非常に湾曲してる場合は3回程度になることもありますが、前歯のように根の形状が単純な歯の場合は、1回ないし2回で終了します。

スーパー根管治療は、私たちの歯科医院独自の自由診療メニューで、歯科医師の技術が最高に発揮できるように十分な時間を取って行っています。

## スーパー根管治療

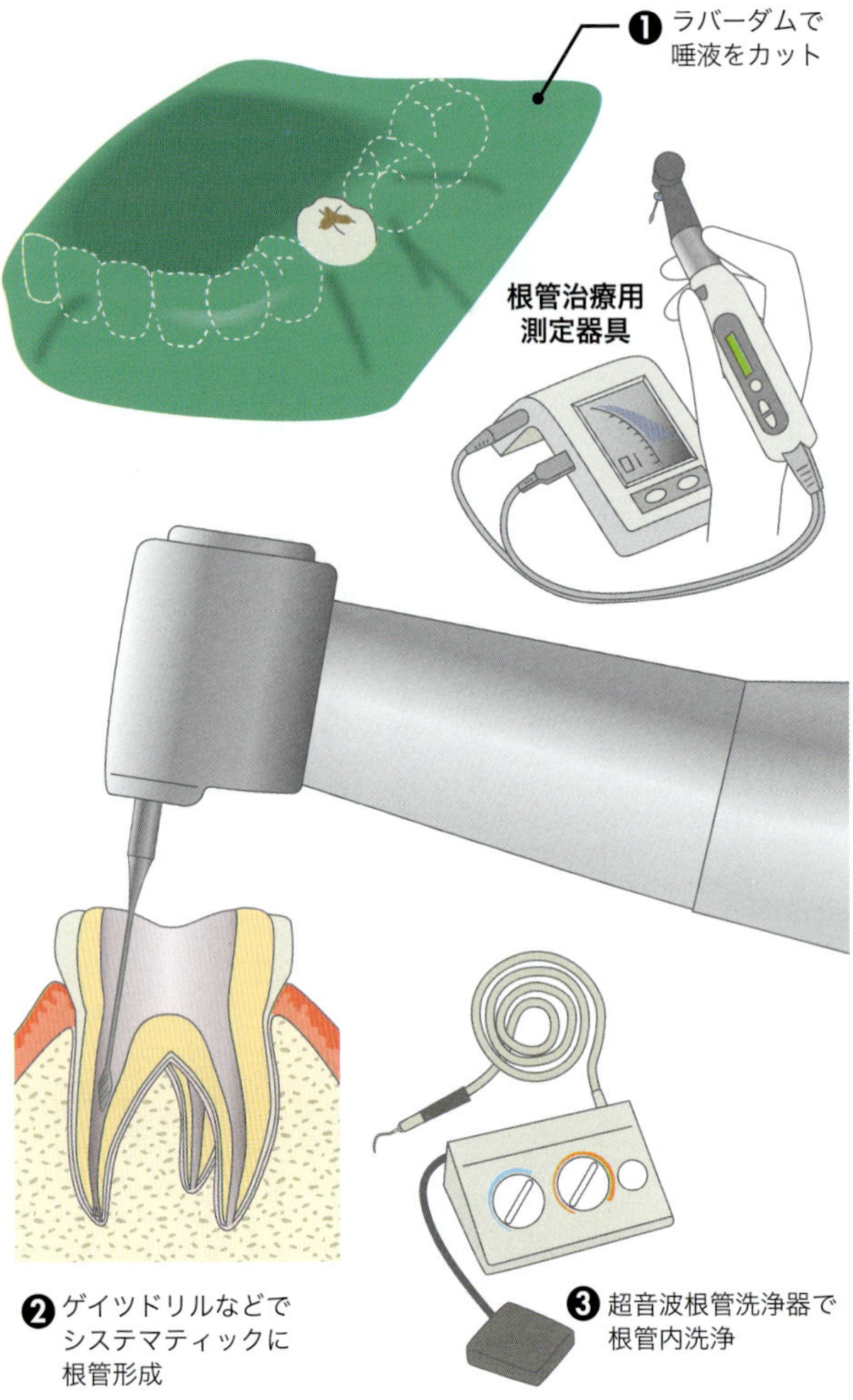
❶ラバーダムで
唾液をカット
根管治療用
測定器具
❷ゲイツドリルなどで
システマティックに
根管形成
❸超音波根管洗浄器で
根管内洗浄

## オピアンキャリア法で根管充填

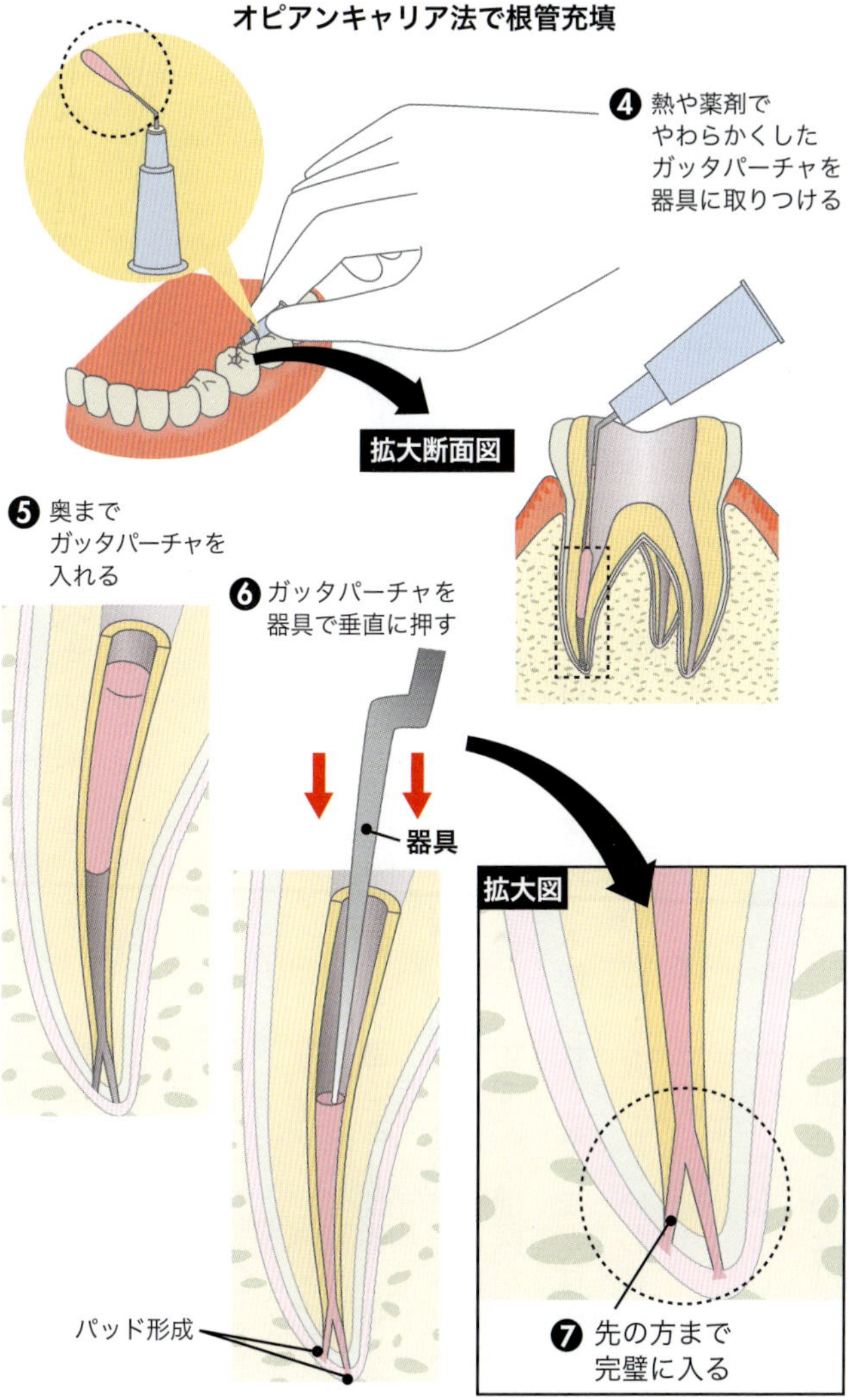

# スーパー根管治療による驚くべき成果

## 抜髄《ばつずい》治療で効果を発揮

スーパー根管治療の効果がよく現れるのは抜髄症例です。夜間に2日程度、歯がズキズキ痛んだときなど、歯の中の歯髄は炎症を起こして除去（抜髄）せざるをえなくなることがありますが、この抜髄処置にスーパー根管治療を行うのが理想です。前医が根管の中を触っていない状態でスーパー根管治療を行えば、術後の不快症状が続くことはありませんし、根尖病変をつくることもほとんどありません。「歯の神経を取る」といわれたら、スーパー根管治療を思い出していただけるとうれしく思います。

しかし、当院に来院される方の多くは、他院での治療の予後が不良でなんらかの症状をお持ちのため、再根管治療を求めて来院されます。すでに、歯が折れていたりして治療ができない方もいらっしゃれば、前医がどのように治療したかCTなどの画像診断だけではわからない場合も少なくありません。治療を開始してみないとなんともいえず、場合によっては抜歯《ばっし》せざるをえないこともあります。私たちの歯科医院では、このような事情をご理解いただいてから再根管治療をはじめます。

## 通常は再生しない骨が再生した

根管治療をした根の先に空洞が残り、そこに細菌が入り込むと、歯ぐきが腫れたり膿んだりすることがあります。再根管治療が必要となるケースです。根の先に根尖病巣が生じるなど、これがこじれて外科的根管治療を要することもあります。このようなケースでもスーパー根管治療による効果が期待できます。

次に紹介するのは、当院でスーパー根管治療を行った患者さんの症例です。

この方の場合、根尖病巣によって、すでに根の先の骨が溶けて吸収されていました。そこで、スーパー根管治療による再根管治療を施し、根尖孔をしっかりと閉鎖したところ、3か月ほどで治癒しました。

さらに驚いたことに、レントゲンを撮ると、根の先にあった影はきれいになくなり、周囲と同じ色になっていました。レントゲンで根の先が黒く見えていたときは、根の先にはやわらかい肉芽《にくげ》という組織があったはずです。黒い部分が消えたということは、肉芽組織が骨に置きかわった、つまり骨が再生したことにほかなりません。実際に1立方センチメートルの骨の再生を確認しています。

骨が再生されるということは、すごいことなのです。

人工の歯根であるインプラントを埋める際、歯根を支える骨が足りずに骨をつくることがあります。化学合成された三リン酸カルシウムや炭酸カルシウム、または生体由来の人工骨材を、骨をつくりたい場所に置いてつくります。しかし、必ず再生できるわけではありません。また、人工的につくった骨がどれだけ保てるかは、実際まだわかっていません。

これに対してスーパー根管治療では、化学物質や生体材料を使わずに、患者さん自身が骨を再生したのですから、驚くべきことと、ご理解いただけると思います。

以下、骨が再生したこのような症例も含め、通常では回復が望みにくい難度の高い再根管治療をスーパー根管治療で行った症例を紹介します。患者さんの年齢は治療当時のものです。紹介する症例画像への加工は当然しておりません。

また、根管治療専門医といわれる歯科医師のホームページにもこのような症例は載っていないことをつけ加えておきます。

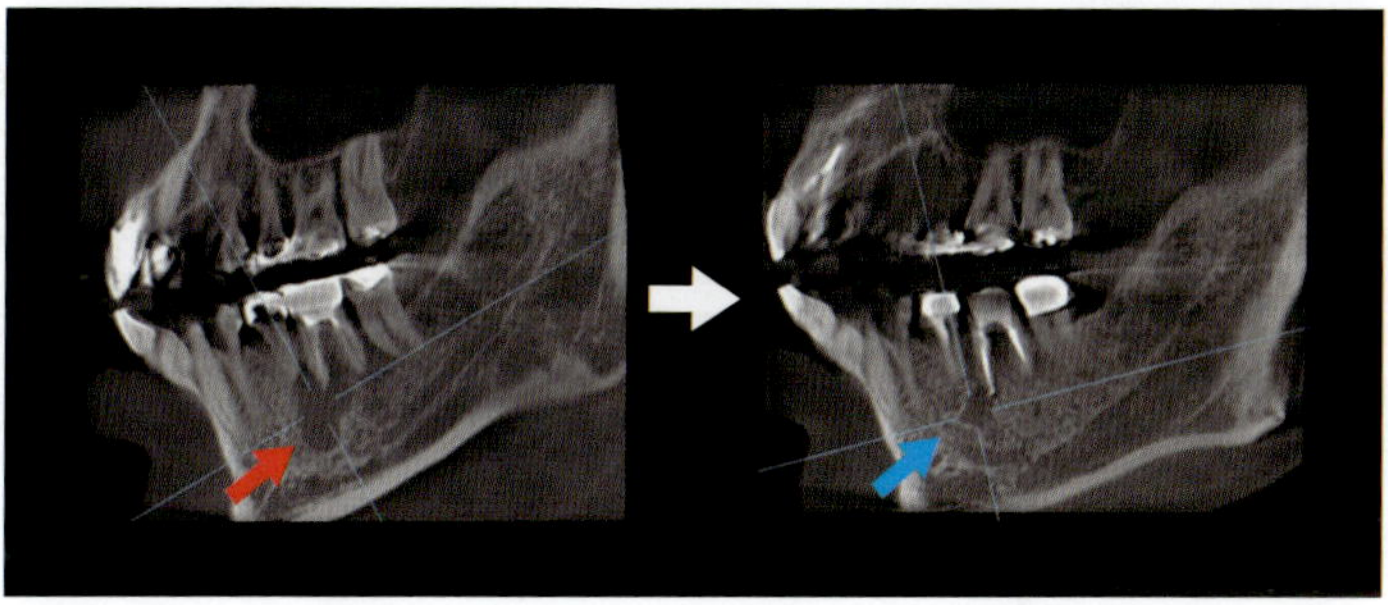

術前　　術後

**症例1　30代男性　骨の再生**

右下の奥歯の歯ぐきの腫れと違和感で来院されました。CTによると右下5番から6番の根の先に大きなレントゲン透過像が観察されました。これは骨が溶けて吸収されていることを意味しています。最初は右下第二小《しょう》臼《きゅう》歯《し》からスーパー根管治療を行い、ある程度骨の吸収も回復しましたが、第一大臼歯の周囲の骨の吸収が改善しないために、その歯でもスーパー根管治療をしたところ、ほとんどの骨が再生しました。外科的な処置は一切していません。歯根嚢胞《のうほう》は根管治療では治癒をしないというのが通説ですが、この症例ではなんらかの貪食作用により、治癒が起こったのではないかと推察されます。

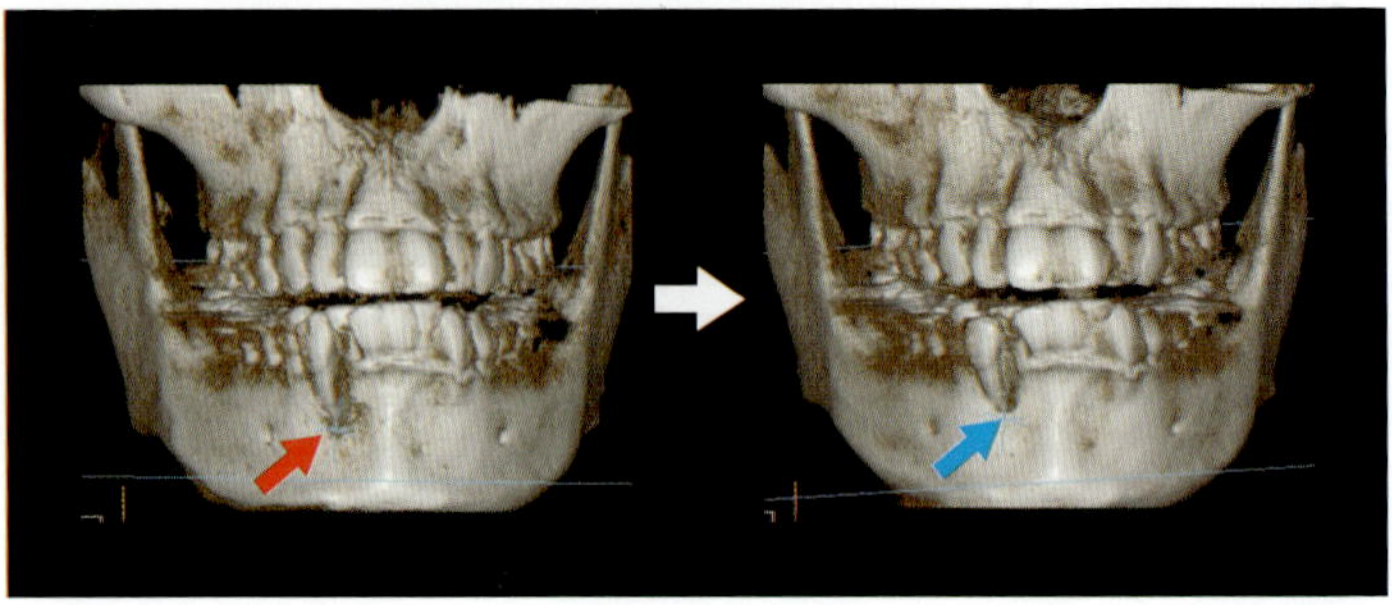

術前　術後

**症例2　30代男性　抜歯回避**

右下の犬歯のあたりが腫れて、他の歯科医院を受診したところ、2本抜歯をする必要があると言われて、歯を残せないか相談に来院された男性です。

歯周病により歯髄が感染し根尖病変ができている可能性もあると思われ、この場合、スーパー根管治療を行っても、根先病変は治癒しない旨《むね》を説明したうえで、ダメ元で抜歯といわれた歯のスーパー根管治療を行いました。

半年後のCTによると、根の先の骨の回復は顕著で、抜歯は回避できました。この2本の歯を抜歯しないで済んだことはこれからの人生において、相当の価値があったものと思われます。

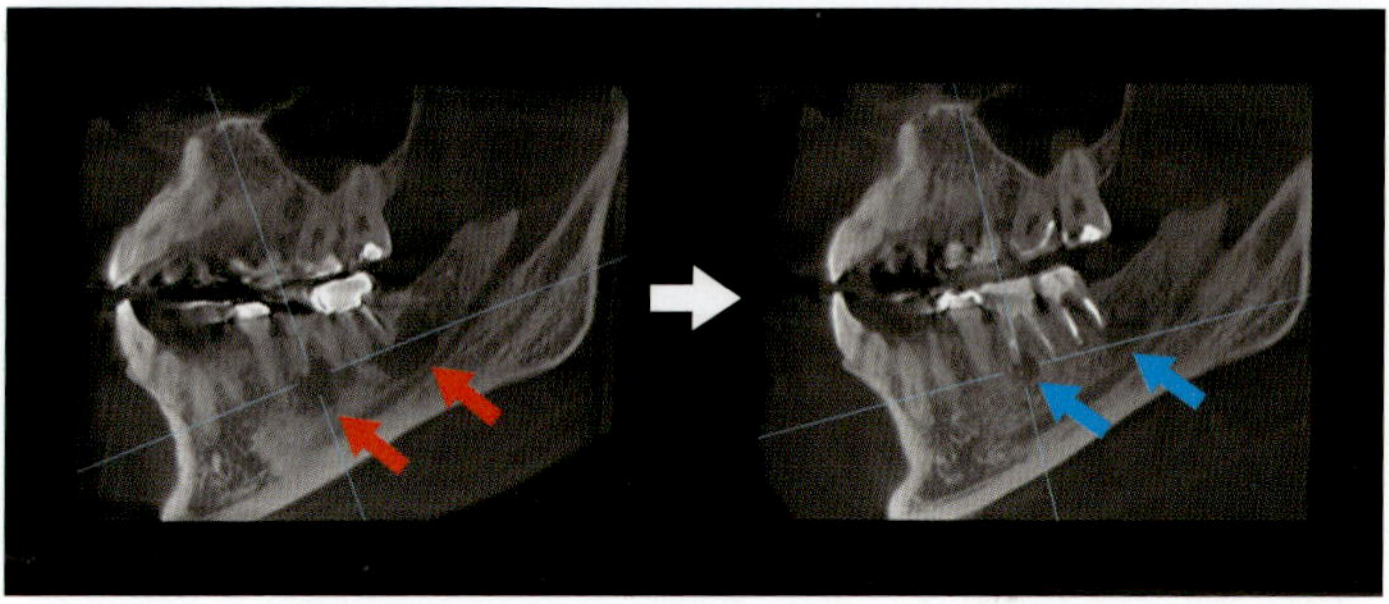

術前　　術後

**症例3　40代男性　抜歯回避**

左下の奥歯でものを噛むと痛いことを主訴《しゅそ》に来院された男性です。

CTにより第一大臼歯と第二大臼歯の根尖部に大きな歯根嚢胞《のうほう》を思わせる透過像が認められました。この透過像は、骨が根の先で溶けてなくなり、やわらかい組織に置換《ちかん》していることを意味します。

根尖病変が大きいため、確実に治癒するかは不明でしたが、そのことを理解していただいたうえでスーパー根管治療を行いました。同時に2歯の根管治療は行わず、1歯ずつ行いました。1年後に確認をしてみると、根尖病変はかなり小さくなり症状もまったくなくなりました。

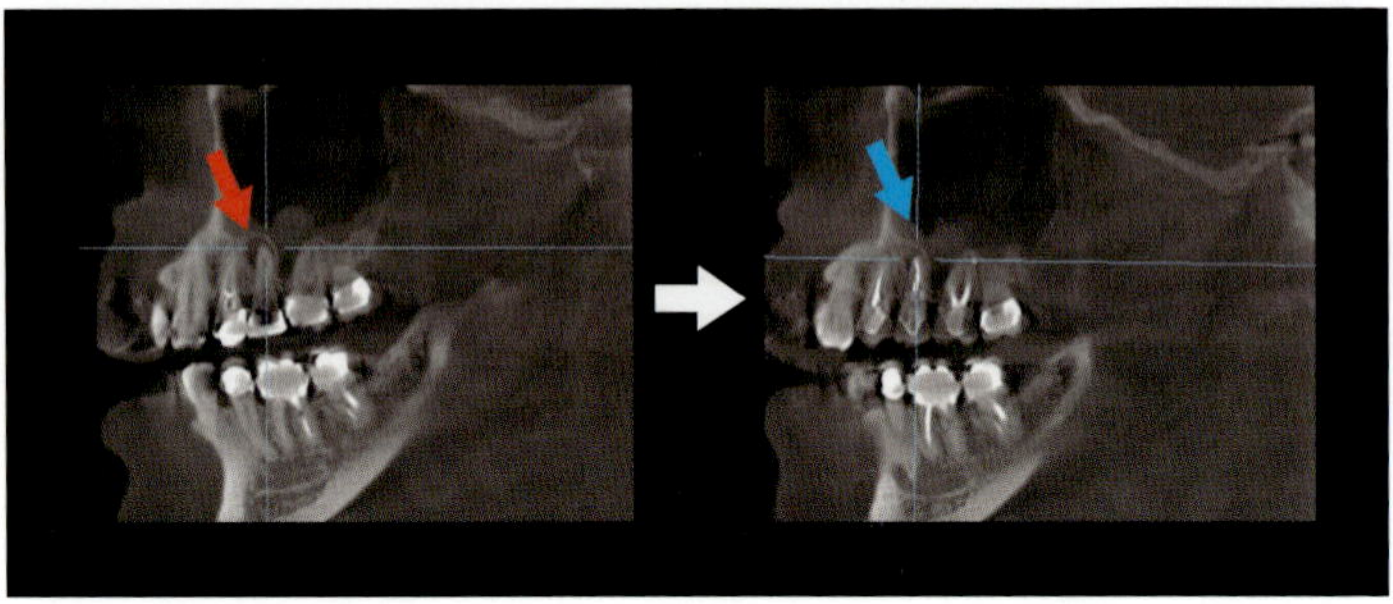

術前　　　　術後

**症例4　30代女性　骨の再生**

　左上側でものが噛めないことを主訴に来院された女性です。CTにより左上の第二小臼歯の根尖部に透過像を認めました。

　このような球形の透過像は、スーパー根管治療で骨を再生させられることが多いので、説明のあとに治療を行いました。3か月後に治療した歯の後方の第一大臼歯にスーパー根管治療を行った際に撮ったCT画像で、根尖部に骨の再生を認めました。そして症状もまったくなくなりました。

　この歯の上の黒い部分は上顎洞《じょうがくどう》という副鼻《ふくび》腔《こう》の領域です。根尖部に病変があると、それが原因で上顎洞炎と呼ばれる副鼻腔炎を起こすことがあります。

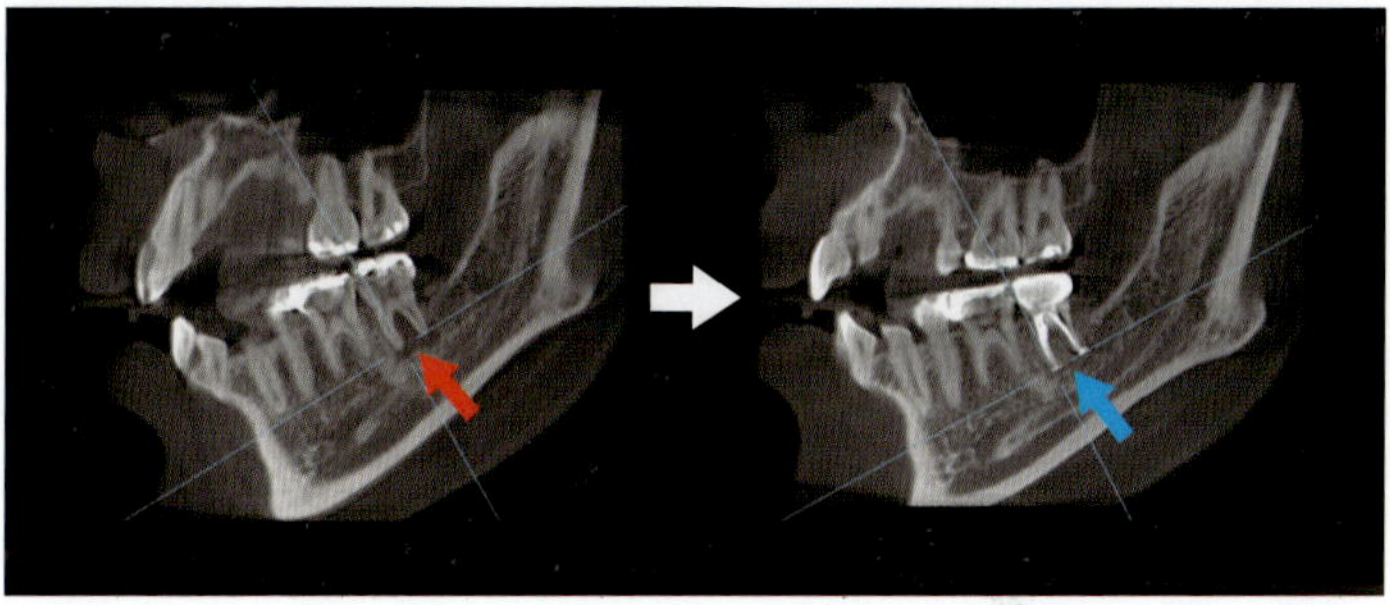

術前　　術後

**症例５　20代女性　骨の再生**

左下のいちばん奥の歯でものを噛むと痛いことを主訴に、遠方より来院された若い女性です。それまで一度も根管治療を行っていない歯でしたが、根の又の部分まで骨が溶けて吸収されていました。

歯根が折れていた場合には抜歯しなければならないことを説明したうえで、スーパー根管治療を行いました。１年後に来院してもらって確認したところ、根の又の部分に至るまで骨は完全に再生していました。当然、噛んで痛いこともありません。

この当時、根管治療後は金合金の被せものを使っていましたが、現在ではセラミックに交換しています。

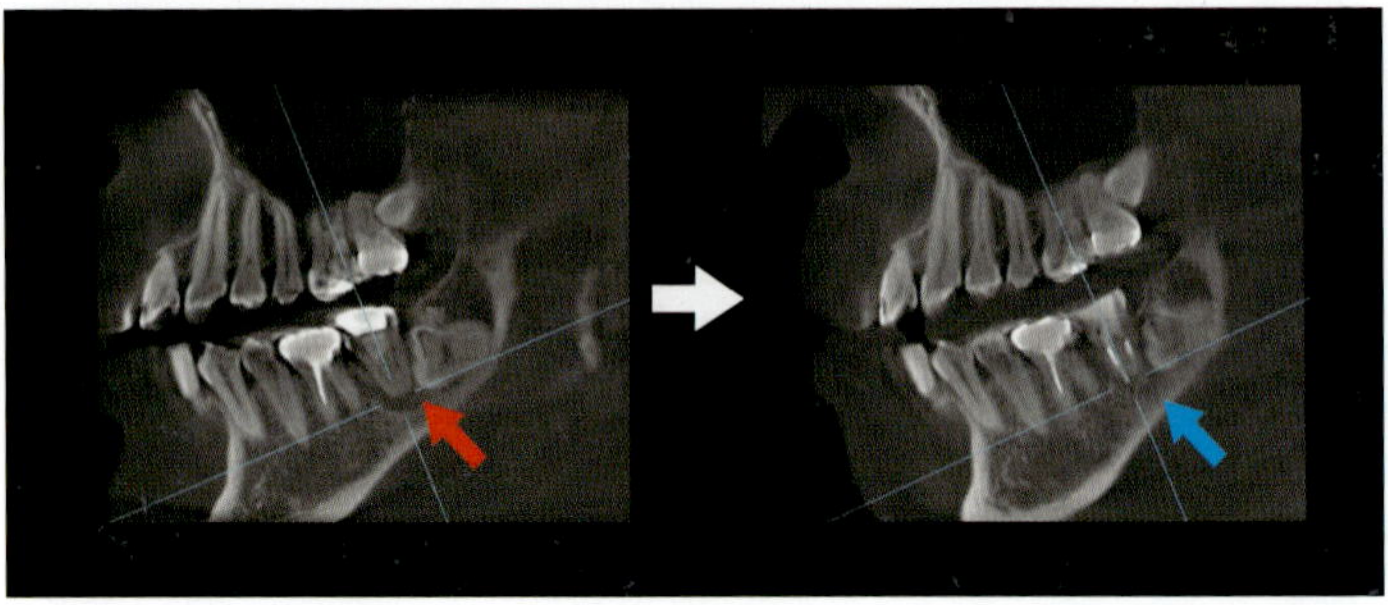

術前　　術後

**症例6　50代男性　骨の再生と抜歯回避**

噛むと右下の奥が痛いと来院された男性です。CTにより、第三大臼歯（親知らず）の隣の歯の根尖に透過像を認めました。

すでに根管治療が施されていた歯でしたが、親知らずの影響もあるかもしれないと説明したうえで、スーパー根管治療を行ってみることにしました。前医の行った充填材を除去すると、通常は見られない、予想を超えた根管の形態をしていたため、治療回数が5回にもなってしまいました。

しかし、半年後の画像を見ると、しっかりと骨が再生しています。また、不快症状も一切なくなりましたので、親知らずの抜歯は見送りました。

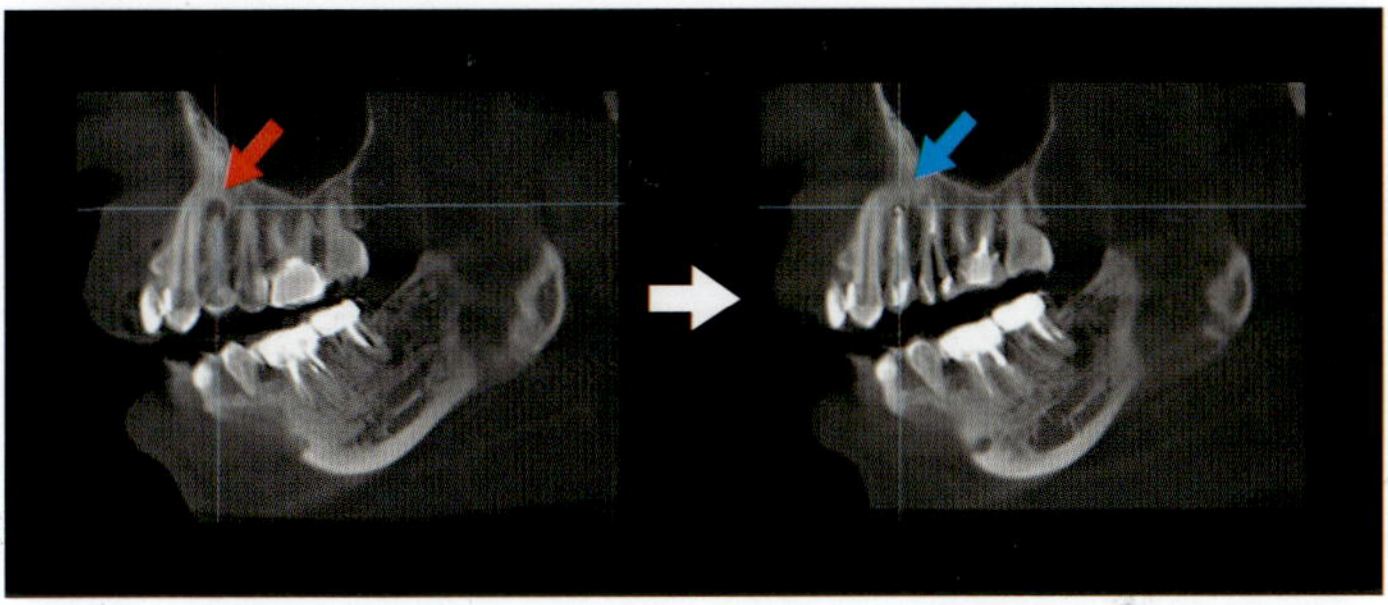

術前　　術後

**症例７　50代女性　抜歯回避**

特に症状はないものの、歯科治療を希望して来院された女性です。

この女性の場合は、いつの間にか歯髄が壊死してしまい、根尖病変を形成してしまった症例です。通常は噛むと痛いような症状がある場合が多く見られます。

しかし、ＣＴにより左上の第一小臼歯に明確な根尖病変を認めました。それまで根管治療が一度も行われていないことや、根尖病変が球形であることで骨の再生が望めることから、スーパー根管治療を行いました。半年後には根尖部の球形の透過像も収縮し、症状もまったくなくなりました。

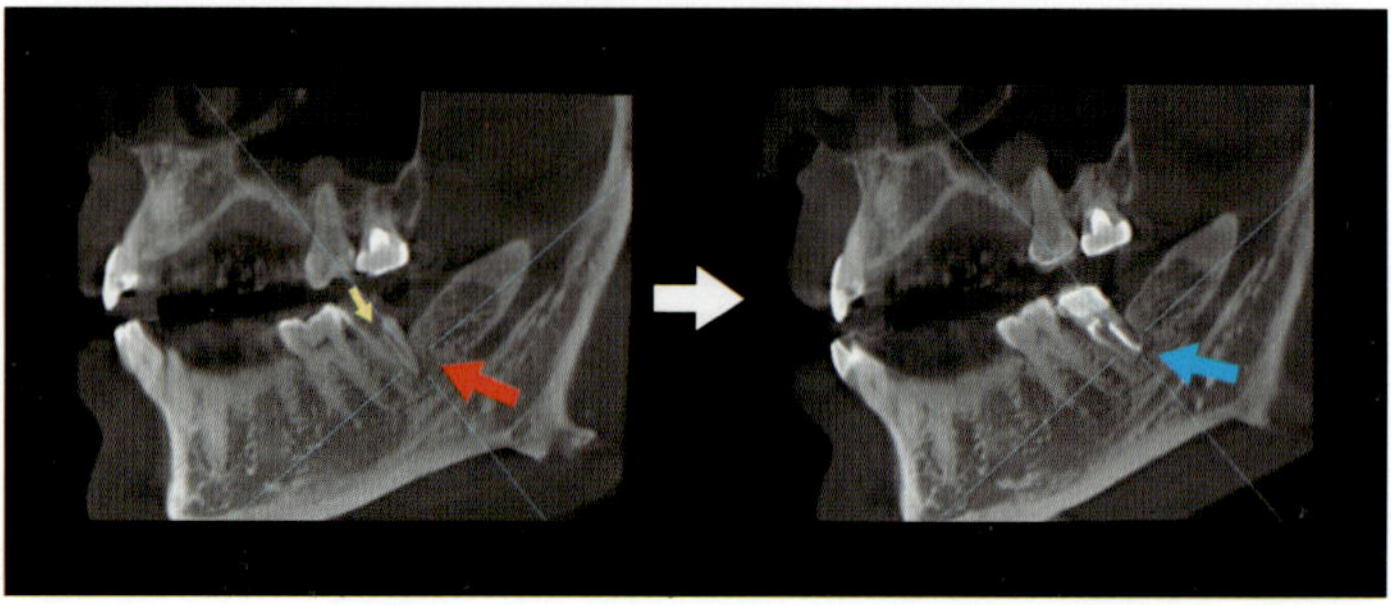

術前　　術後

**症例8　40代女性　長期治療の終了**

左下いちばん奥の歯の治療のために、他院に1年近く通っているにもかかわらず、噛めないうえに、いつ終わるのかわからないということで来院された女性です。

CTによりパーフォレーション（穿孔《せんこう》）が疑われ、スーパー根管治療を開始したところ、予想どおり穿孔を認めました。穿孔の周囲は感染しており、力がかかる部位でしたが、MTAセメントで穿孔を閉鎖して、根尖部まで根管充填を行いました。2回の治療で終了し、不快な症状も消失しました。噛めることを確認したあとセラミックを被せました。

2年経過した現在でも、問題はありませんが、経過の観察は必要と思われます。

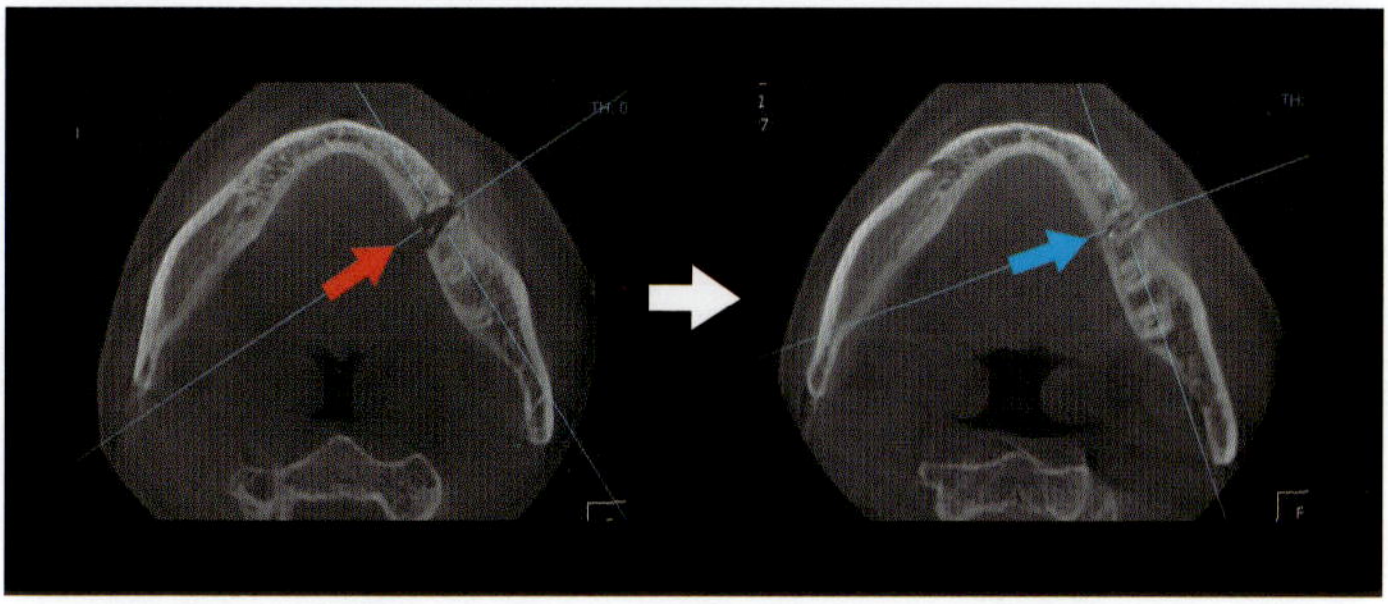

術前　　術後

**症例９　10代女性　抜歯回避と骨の再生**

右下の奥歯の治療がなかなか終了しないため、転院していらっしゃった若い女性です。

ＣＴによると、第一大臼歯の周囲の骨が下あごの外側から内側まで貫通するかたちで吸収されているのが観察されました。歯根破折の可能性が高いと思われましたが、患者さんの親御さんの希望でスーパー根管治療を行いました。治療は2回で終了。

その後、しばらく来院されなかったのですが、１年ぶりにほかの歯の治療を希望して来院されました。気になっていた右下の第一大臼歯をＣＴで確認したところ、広範囲にわたっていた骨の吸収は収まり、完全に骨が再生し治癒していました。

くぼくら歯科　増永浩一院長症例

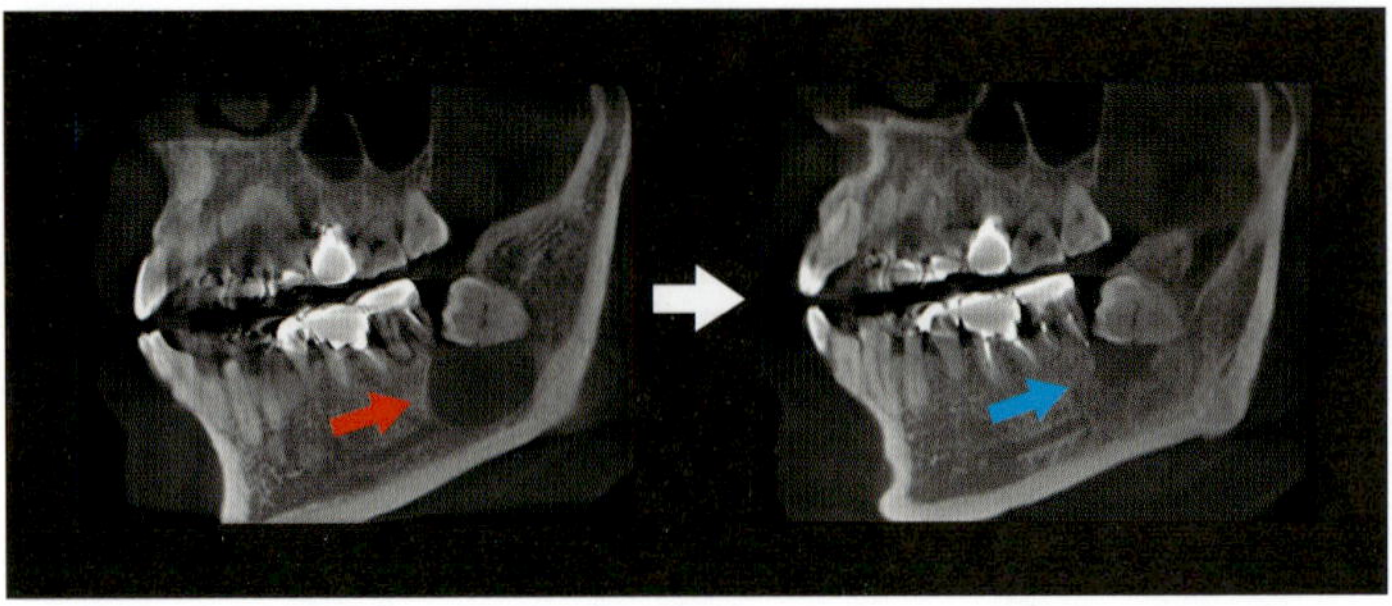

術前　　術後

**症例10　40代男性　抜歯回避と骨の再生**

左下の歯が痛いと来院された男性です。

パノラマレントゲン写真やCTによると、左下6・7番に大きな透過像が認められました。臨床診断は歯根嚢胞です。しかしほかの腫瘍なども否定できないと思われました。この部位に外科処置をした場合に知覚麻痺が一生残る可能性も考えられたため、スーパー根管治療を行い、骨の反応を見てみることにしました。半年後から骨の再生が見られはじめ、1年後には、ほぼ治癒しました。

外科処置を行った場合には、この歯はもちろん抜歯となっており、また、左下の唇から皮膚の感覚が失われた可能性が高かったと思われます。

くぼくら歯科　増永浩一院長症例

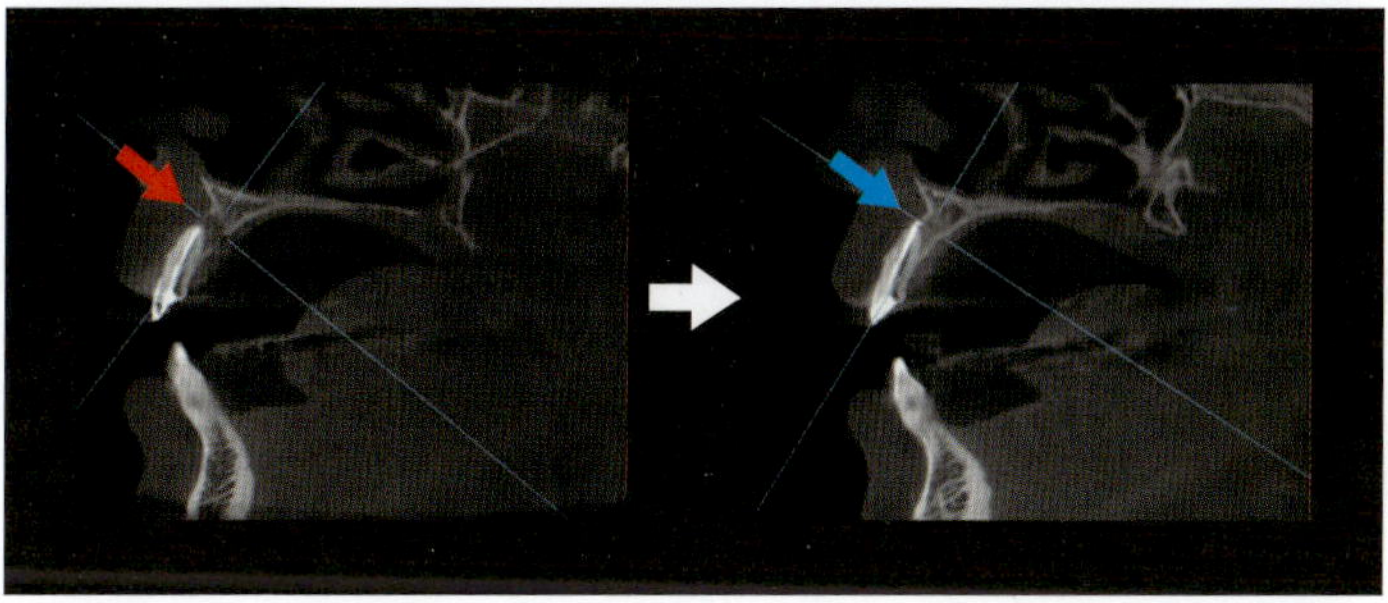

術前　　　　術後

**症例11　30代女性　抜歯回避と骨の再生**

前歯の歯ぐきから膿のようなものが出ることを主訴に来院された女性です。

再根管治療であることから根尖孔がどれだけ破壊されているか不明であったため、結果が出にくいことを承諾していただいたうえでスーパー根管治療を行ったところ、半年後には根尖部の骨がきれいに再生していました。

根尖部に骨がない状態で抜歯してしまった場合、その部分の歯槽骨《しそうこつ》は極端にいえば、陥没したかたちとなってしまい、インプラント治療なども行いにくい状態になってしまいます。女性の患者さんですから、見た目の良し悪しに影響する前歯を残せたことは、非常に価値があったと思われます。

小机歯科医院　堀口敏副院長症例

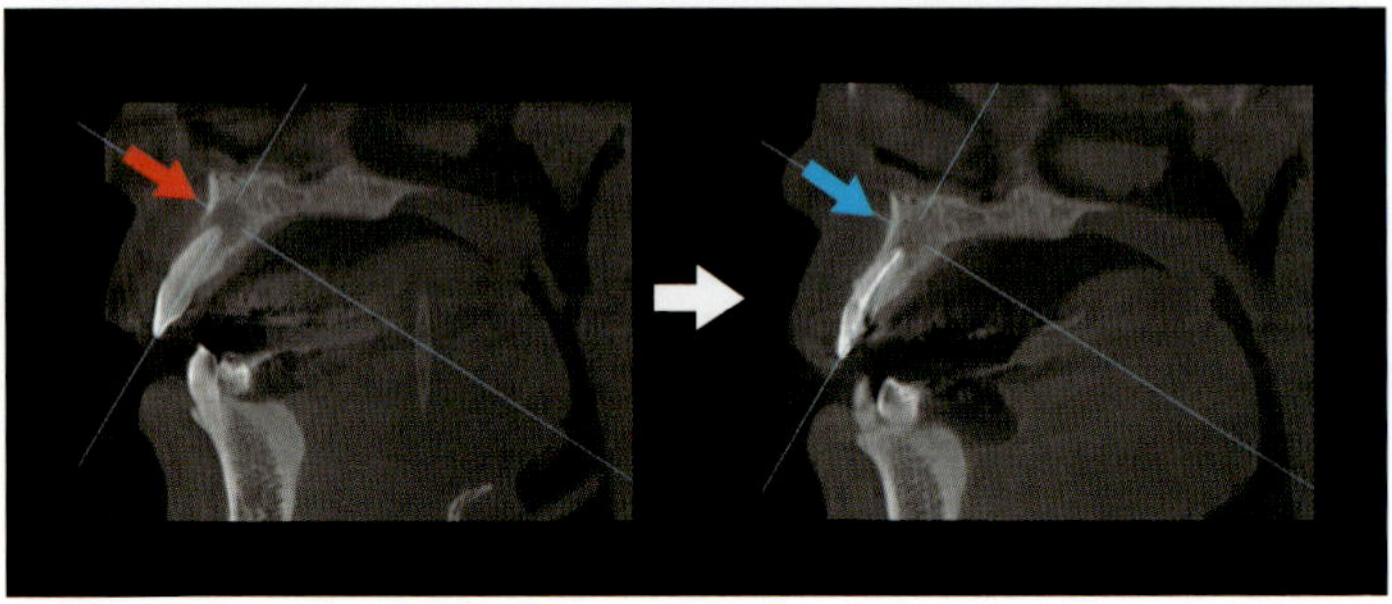


**症例12　30代男性　骨の再生**

患者さんは、私たちの歯科医院に勤務している歯科衛生士さんのお兄さんです。

左上の前歯の違和感を主訴に来院。大きなレジン充填がしてありました。レントゲン撮影をすると根尖部に透過像があったために歯髄の壊死による、根尖病変と診断しました。

スーパー根管治療を行った結果、半年後に根尖病変はみごとに骨へと変化していました。このような状態で、日本で多く行われている側方加圧根充法を行っても、骨が再生することは予測もつきませんし、ごく稀《まれ》な結果と思われます。

この状態で治癒ならば、将来困ることはほとんどないでしょう。

都筑キッズデンタルランド　秋山翔太郎院長症例

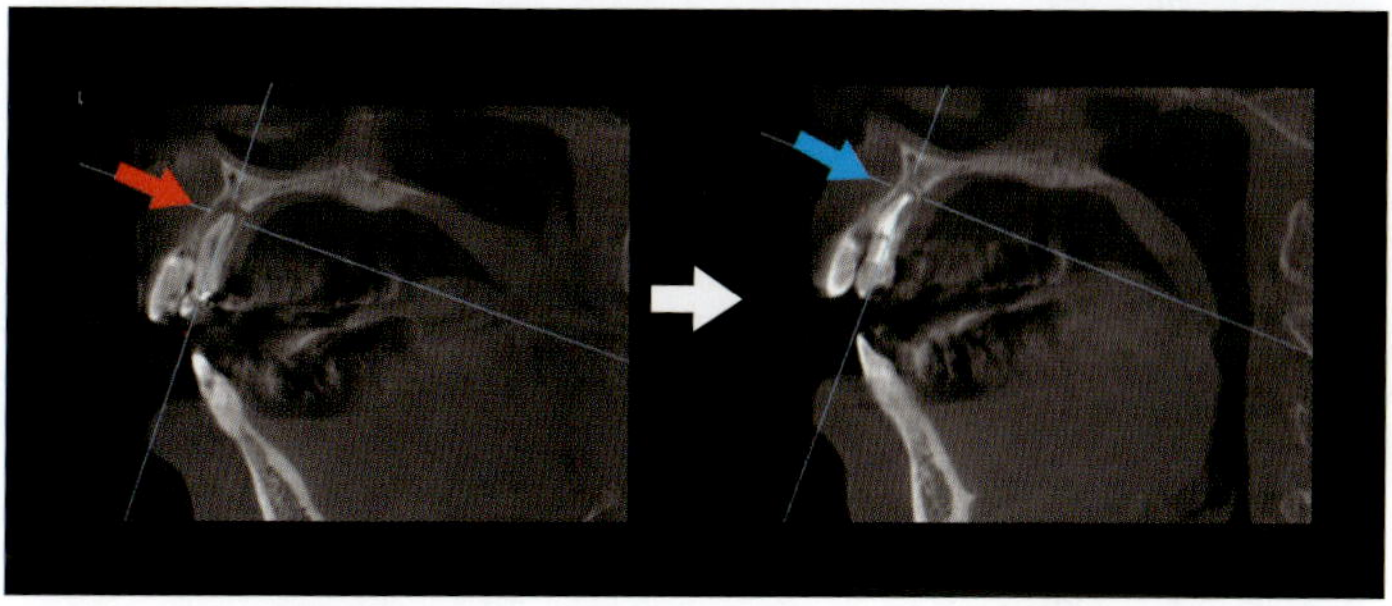

術前　　術後

**症例13　50代女性　骨の再生**

都筑キッズデンタルランドの秋山院長が小机歯科院で研修医を務めていた時代の症例で、右上の前歯の違和感を主訴に来院された女性です。

レントゲン撮影すると、根尖病変が認められました。歯髄は壊死していましたが、スーパー根管治療を行った結果、根の先にしっかりと骨が再生しているのが確認できました。

私たちの歯科医院では、研修医として迎えたときから大学で教わった側方加圧根充法は忘れてもらうことにしています。スーパー根管治療と同じ垂直加圧根充法を模型などで十分に練習してから、患者さんの治療を行っています。

## スーパー根管治療に必要な機器

### 先端機器を駆使するスーパー根管治療

治療の精度が求められるスーパー根管治療には必要な機器があります。歯科用のCTやマイクロスコープがその典型ですが、これらを十分に活用するためには習熟が必要なため、私たちの歯科医院では、全17台の歯科用マイクロスコープをはじめとした先端機器を日常的に活用して治療にあたっています。

### 歯科用マイクロスコープ（実体顕微鏡）

顕微鏡といっても、何百倍にも拡大してミクロの世界を見るわけではありません。歯科用のマイクロスコープは、おおよそ3～24倍で口の中を見るために使用します。根管治療では、だいたい8～16倍程度を使います。

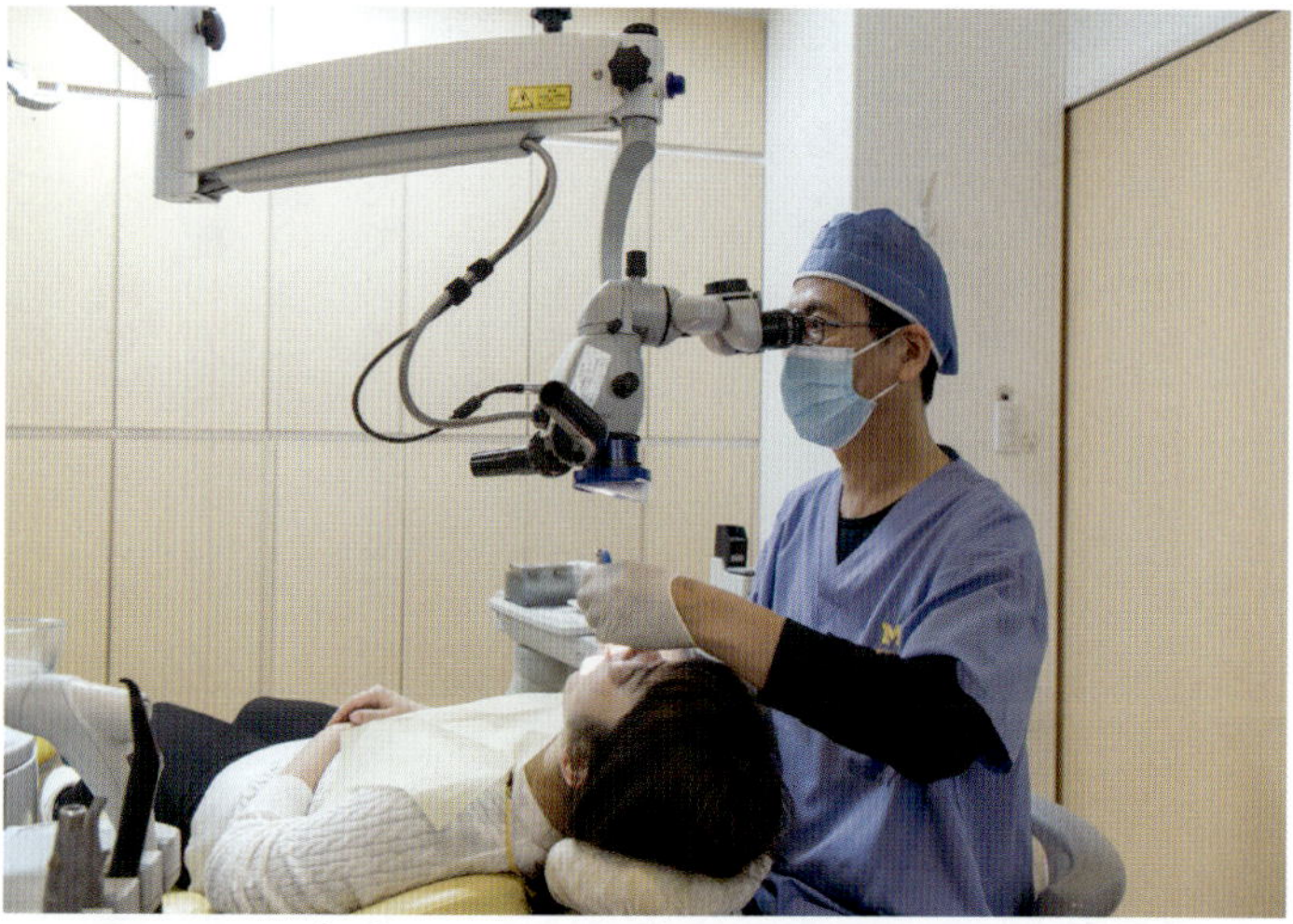
マイクロスコープを使いこなすために、日常的に使用することが求められる。

８倍程度でしたら、メガネタイプの拡大鏡で見ることもできますが、倍率が高くなると視野が狭くなり、少し頭を動かしただけでどこを見ているのか、わからなくなります。しっかりと支柱に固定されたマイクロスコープのほうが、治療がしやすいと実感しています。

また、メガネタイプの拡大鏡では、普通の歯科用のライトを使うことになります。患者さんの正面からライトをあてる必要がありますが、歯科医師が治療するために患者さんの口をのぞきこむと、ライトは歯科医師の頭にさえぎられてしまいます。メガネタイプの拡大鏡では、見たいところに直接ピンポイントで光をあてることができないという欠点があるわけです。

そこで、昔の人は考えました。歯科医師の前から光をあてて鏡に反射させ、その鏡の真ん中に穴を開けて、そこからのぞけばよいと。

少し年配の方ならおわかりになると思います。昔の歯科医師や医師のイラストには、丸い鏡が額のところについていますね。あれがそうです。額帯鏡《がくたいきょう》といいます。私も歯科医師になりたての頃、口腔外科の手術の際に、耳鼻科出身の研修医の先生に教わって額帯鏡を使っていた時期があったものです。

現在使用しているマイクロスコープでは、額帯鏡より鮮明で、しかも拡大した映像が見られます。マイクロスコープは、自分ののぞきたい部分にファイバーで光を誘導して、そこにピンポイントで光をあてて、患部の映像を見ることができるのです。その映像は非常に明るく、まるでスポットライトに照らされるスターを見るようです。また、たとえば8倍に拡大すると、上下左右に拡大されるため、8×8＝64倍の面積となって見えます。

ただし、前歯以外の歯の根は曲がっているものなので、マイクロスコープで見えるのは、多くは根の入り口から根の中の3分の2程度までです。残りの3分の1は、根の曲がった先にあり、見ることはできません。しかし、それでも根管の壁についた汚れはたいへんよく見えます。

マイクロスコープの拡大率（実物大イメージ）

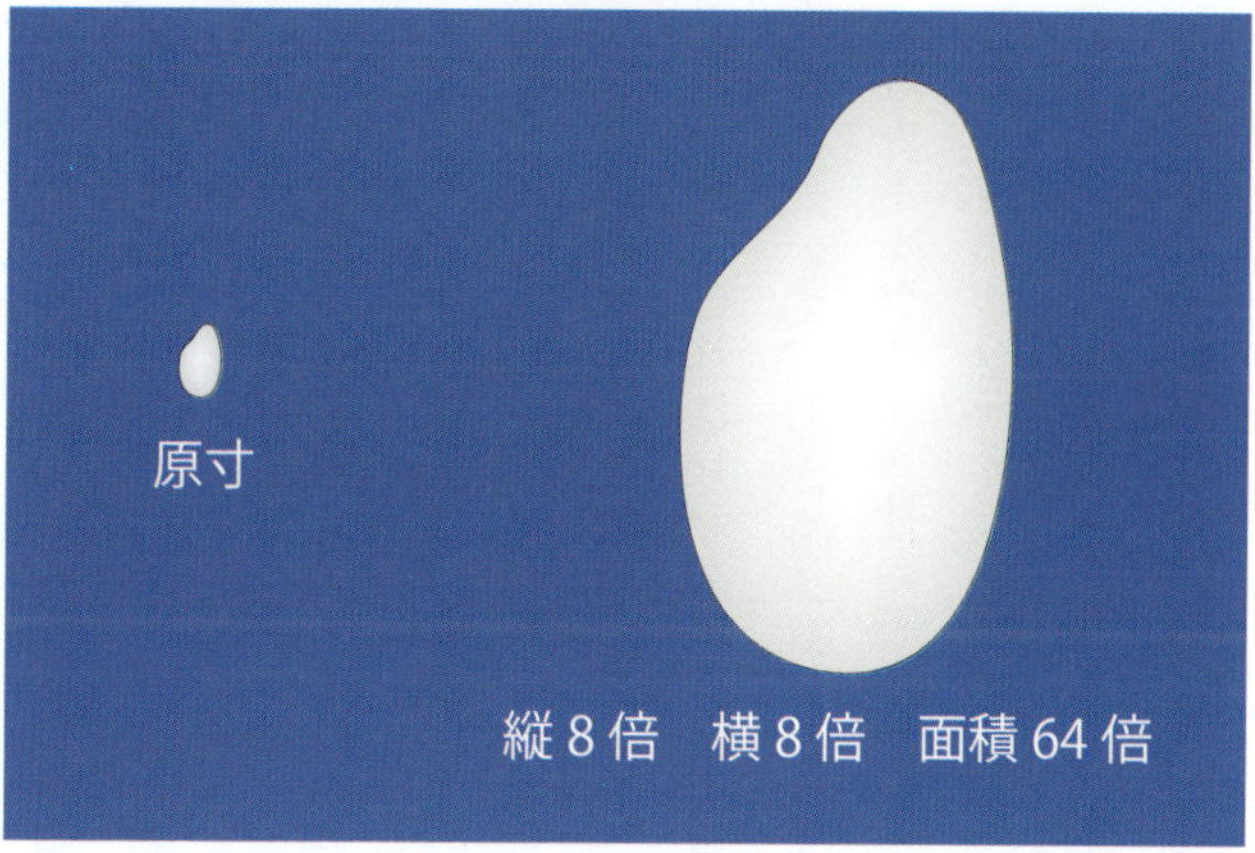


汚れの正体は、根管治療の際の歯の削りくずや、もともと根管に入っていた歯髄組織の断片、血液のかたまり、膿などいろいろです。マイクロスコープなしで根管治療を行ったら、これらの汚染物を残して根の中に充填材を入れてしまうことになります。

そうすると、のちのち問題が出てくる可能性があるのは、おわかりいただけると思います。マイクロスコープを使って、根管の壁をきれいにしてから充填材を入れることが重要なのです。

また、マイクロスコープでも、メーカーによってかなり使い勝手に違いがあります。マイクロスコープの良し悪しを判断する要素はふたつです。

ひとつは光学系のレンズの性能です。レンズの口径と明るさが問題となります。マイクロスコープは、何枚ものレンズとプリズムを組み合わせてつくられています。そのため、レンズの加工精度が悪かったり、透明度が低かったりすると、暗い映像しか得ることができません。

その点は、ドイツ製のレンズを使ったものがいちばんといえます。日本のキャノンやニコンのレンズも世界に冠たる性能を持っていますが、残念ながら歯科用のマイクロスコープなどに利用できるレンズはつくっていないようです。

もうひとつのマイクロスコープの大事な要素が、マイクロスコープがすえつけられているアームです。これはレンズ以上に大事かもしれません。アームの要素として、軽い力で自由自在に動いて、しかもぶれずにピタッと留まることが必要です。この点もドイツ製、なかでもカールツァイス社の製品が群を抜いています。

さらに、カールツァイス社の製品は、モラー機能と呼ばれる、接眼部（歯科医師がのぞく部分）がいつでも床面に水平になる機能がついています。このモラー機能がないと、歯科医師は首や頭を傾けてのぞきこむ必要があり、長い時間をかけて治療を続けるのが困難になってきます。

## マイクロスコープを十分に活用するために

マイクロスコープを使用するうえで最も大事なことは、マイクロスコープに慣れて、正しく使用できることです。マイクロスコープも双眼鏡で景色を見るのと一緒で、最初のうちは右目と左目の画像が一致せず、ダブった映像で見えることがあります。

9年前に使いはじめたときは、私も映像がダブって見え、長時間マイクロスコープを使用していると船酔いをしたようになり、吐き気を感じることまでありました。しかし、使い続けていると脳が拡大した歯を見ていることに慣れてしまうのか、マイクロスコープを見ないと治療がしにくいと感じるまでになりました。

多くの歯科医師は、マイクロスコープを使っての治療は診療速度が遅くなるといいます。それはマイクロスコープを使った治療に慣れていないからで、たまにしか使わない歯科医師は、ほとんどまともに見えていないと思って差し支えないと思います。使い慣れると診療は早くなります。あたり前です。今まで見えなかったものがよく見えるようになるのですから。マイクロスコープは、根管治療だけでなく、均等な厚みが要求されるセラミック施術をするときなどの歯科治療にも必須といえます。

前歯の断層（歯科用CT撮影画像）

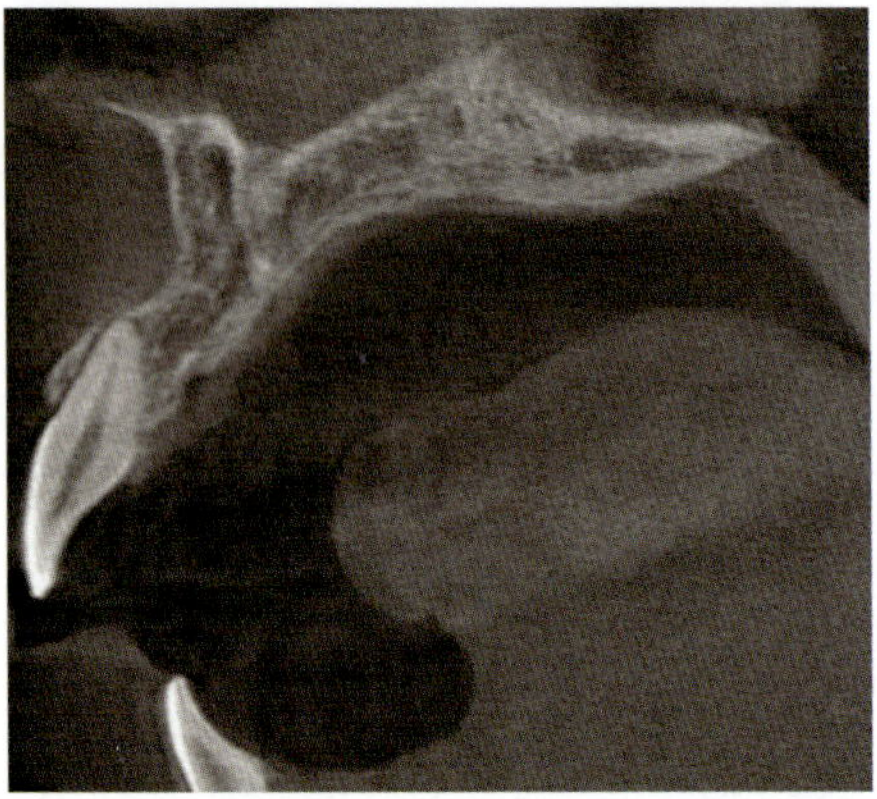

## 歯科用CT（コンピュータ断層撮影）

CTをひとことで説明すると、コンピュータを用いた立体レントゲンです。

これまでのレントゲンは、懐中電灯で照らした影絵を見ている感じでした。懐中電灯の光が通った部分は、すべて重なって見えていたのです。これに対してCTは、必要な部位を縦方向からでも横方向からでも、0・1ミリ幅程度でスライスしたような画像を見ることができます。

今までのレントゲンは、上あごに埋まっている歯の診断が不得意でした。特に前歯は前と後ろの骨が比較的厚く、歯が骨にサンドイッチされているような状態であるため、従

**小臼歯の断層（歯科用CT撮影画像）**

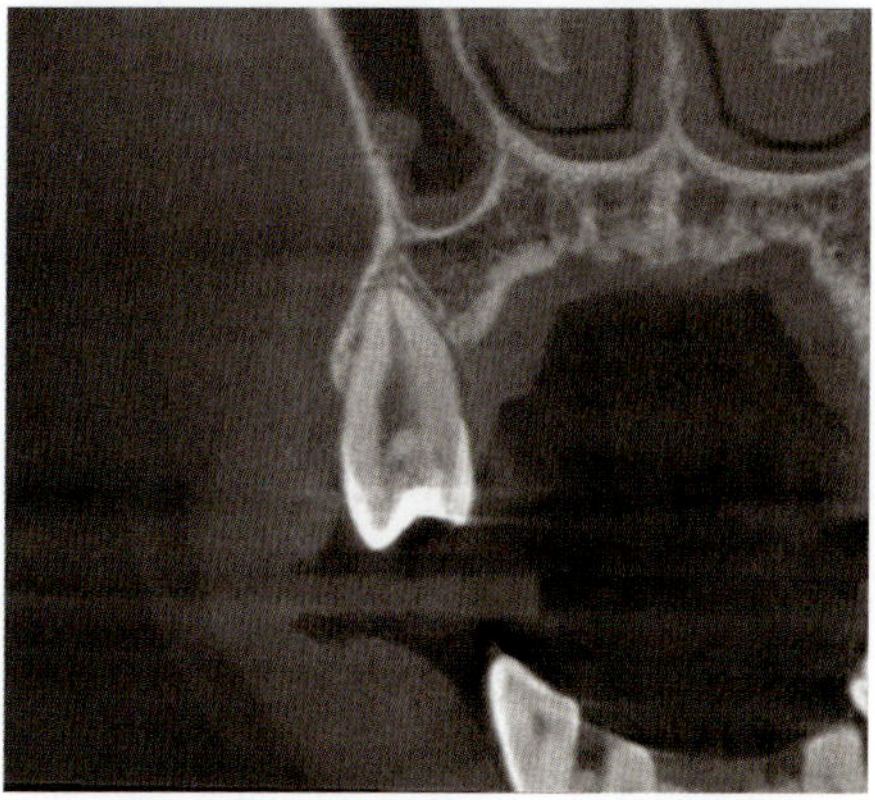

来のレントゲンでは、前歯の根の先が見たくても硬い骨のサンドイッチにじゃまされて、根の先がはっきりと見えないことが多かったのです。

そんな場所の歯でもCTを使えば、前後の硬い骨にじゃまされずに見ることができます。しかも根の先を切り取った画像を０・１ミリ幅程度で見ることができるのです。

また、下あごの歯と違って、上あごの奥歯は３本の根があることが多いのですが、従来のレントゲンでは外側の歯の根がじゃまをして、内側の歯の根が見えないことがよくありました。これもCTで撮ってみると、根の先にある病変が手に取るようにわかるようになりました。

今や精密に根管治療を行おうと思えば、事前CT撮影は必須の検査だと思います。従来のレントゲンでは、根の数はだいたいしかわかりません。また、たとえ根の数がわかったとしても、その根の中に2本も3本もあるかもしれない根管の状態がまったくわからないまま、一度削ってしまうと再生しない歯を相手に治療をしていたわけですから、危険きわまりないことでした。

しかし、今では事前にCT撮影をすることによって、根の数、根管の数、曲がり具合、根管の大きさ、石灰化の度合いについてまで、知ることができる時代になったのです。これだけでも、根管治療の成功率が上がることがわかっていただけるでしょう。

## 保険適応されていない根管治療に対するCTの使用

CTにもさまざまな機種があります。大きな違いは撮影範囲です。撮影範囲がせまい場合、数本の歯の周囲しか撮影することはできません。反対に撮影範囲が広い機種は、1回の撮影ですべての歯とその周囲まで撮影できます。放射線の被曝《ひばく》量にそれほどの差はありませんから、撮影範囲が広い機種で撮ったほうが、より多くの情報を得ることができます。撮影範囲はCTに搭載されているフラットパネルの素子の大きさによりますが、このフラットパネルが高価なため、撮影範囲が広い機種ほど当然高額になります。

高額とはいえ、根管治療の精度を上げる重要な機器なのですから、ＣＴは縦横無尽に活用されるべきだと思うのですが、歯科用のＣＴの使用は、２０１１年（平成23年）より、一部保険適応となったものの、じつは根管治療に対するＣＴの使用は、現在保険適応されていません。根管治療についての使用は事実上、認められていないのです（都道府県単位で違いはあるようです）。

厚生労働省の見解によると、「難治性」の根先性歯周炎の場合には撮影可能とされています。「難治性」とは、治りにくいことです。つまり、何回も治療して治らない場合を意味します。根管治療に何回も通っていただいても治らない場合にのみ、撮影してもよいとされているわけです。

本書をここまで読まれた方なら理解していただけると思いますが、本来、根管治療については何度も歯科医院に通ってもらう必要はないのです。そして撮影が必要なのは、根管治療をはじめる前です。こうした根管治療の実態について、厚生労働省がどの程度把握しているのかはわかりません。精度の高い根管治療が一般化されるためにはＣＴ使用が保険適応されたほうがよいと考えるのは私だけではないと思います。

## CTと被曝について

CTは通常のレントゲンと同様に、放射線を用いて被写体を走査《そうさ》し、コンピュータ処理で断層を画像化する技術です。そのため、CTによる被曝を気にされる方が、時々いらっしゃいます。東京電力福島第一原子力発電所の事故以来、被曝に対して過敏になっている方も少なくありません。しかし、原発事故で出た放射線と異なり、医療用の放射線が残存することはまったくありません。つまり、放射性物質であるセシウムのようなものが飛び出して、そこに付着するということはないのです。影響は一瞬で、被曝量も少量です。

東日本大震災で「シーベルト」という被曝線量を示す単位が、不幸にして有名になってしまいましたので具体的に数字で説明します。まず、覚えておいていただきたいのが、100シーベルト(1万ミリシーベルト)を浴びると、一瞬にして人は死ぬということです。瞬間的に浴びるのか、積算して浴びるのかで違いが出ますが、広島の原爆などの放射線値から人体に影響が出ると推測されているのが100ミリシーベルトです。

医療用に限らず、放射線は人体に悪影響が出ない範囲内でさまざまな技術に活用されています。テレビや電子レンジなどのように、放射線はじつにポピュラーな存在です。

医療用の放射線被曝はごくわずか

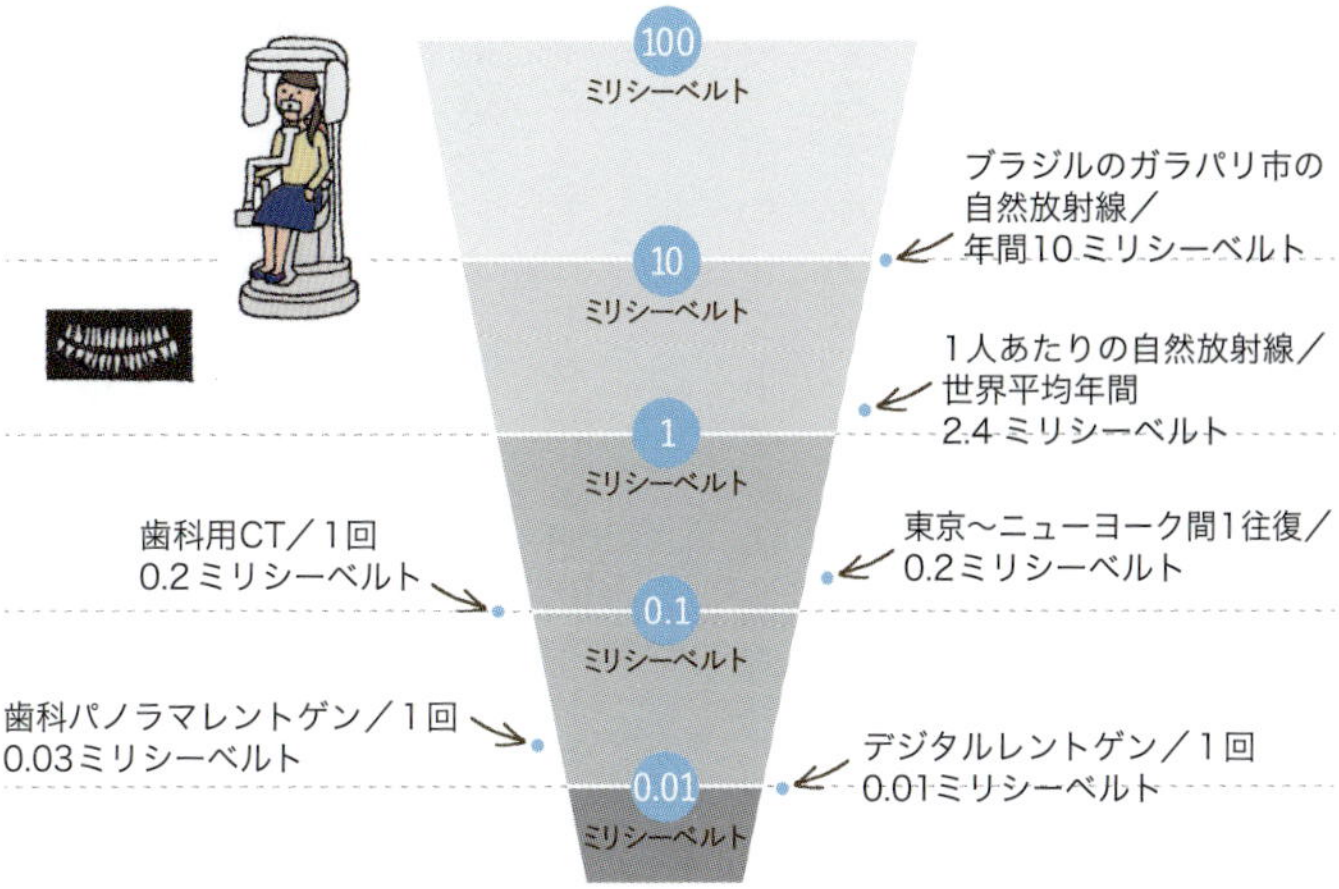


人間は自然界から年間1・6〜2・4ミリシーベルト程度被曝しているといわれています。2・4ミリシーベルトの内訳は、宇宙からの外部被曝が0・35ミリシーベルト、地面からの外部被曝が0・4ミリシーベルト、食べものからの内部被曝が0・35ミリシーベルト、そして空気からの内部被曝が1・3ミリシーベルト。これを自然被曝といいます。

自然被曝量は地域によって異なります。日本の場合、神奈川県では年間1・4ミリシーベルト、岐阜県では年間1・8ミリシーベルトと、西高東低の傾向があるようです。神奈川県でも箱根のような温泉地帯と、横浜の海辺では当然放射線量が違います。温泉が湧いているところは自然放射線も多いからです。

世界に目を向けると、イランのラムサールなどでは年間10ミリシーベルトが測定されています。ラムサールはカスピ海沿岸の温泉地で、放射線量測定値の高いところは、年間260ミリシーベルトを超えるそうです。そんな地域でもほかの地域と比べてがんの発生は統計学的に見ても高くはなく、逆にほかの地域よりも低いという報告もあります。

また、飛行機に乗ると、大気が薄くなるので宇宙線の影響を受けやすくなります。ちなみに東京からニューヨークの往復で、0・19ミリシーベルトの放射線を浴びるそうです。東京～ニューヨーク間を年間526回往復すると、人体に影響が出るとされる100ミリシーベルトに達しますが、これはどう考えても現実的ではありません。

さて、歯のレントゲンの被曝量は、1枚あたり0・01ミリシーベルト。顔のまわりを一周するオルソパントモグラフも同程度です。ただ、この値はおそらくフィルムによるものと思われますので、撮影時間の短いデジタルの場合、この10分の1程度ではないかと推察されます。

0・001ミリシーベルトだとすると、秋田県仙北市の玉川温泉にある北投石で30～40分程度の岩盤浴をして寝転がっているのと同じくらいです。また、健康に影響する放射線量が100ミリシーベルトだとすると、10万枚も撮影しなければなりません。ただし、これは実効線量という全身に対する影響を合計した数値です。甲状腺など、歯科のレントゲンに影響を受けやすい部位が浴びる放射線量は高くなるはずなので、10万枚撮ってよいわけではありません。

一方、歯科用のＣＴは０・２ミリシーベルト程度です。東京からニューヨークに行くときに被爆する程度の放射線量です。ちなみに、胃のバリウム検査では３ミリシーベルト、歯科用のＣＴの30回分程度です。

私は先日、がん検診を受けました。ＦＤＧ‐ＰＥＴ／ＣＴという検査ですが、そのときの説明書には総合的な放射線量は30ミリシーベルトと書かれていました。これは歯科用ＣＴの３００回分にあたります。ということから、歯科用をはじめ、医療用のレントゲンやＣＴ被曝は神経質になる必要はまったくない値であるといえるでしょう。

## 根管治療用の歯を削る道具

根管治療に際して、根の中を削るための道具がファイルやドリルです。ファイルには手で使用するものと、機械につけて回転させて使うものがあります。ドリルは機械用です。どちらも回転して根の中を削ります。それぞれの道具を紹介していきます。

**手用ファイル／Kファイル**

指先で回して、その回転運動によってせまい範囲を削ります。私はKファイルのいちばん細いサイズを用いて、削るというより根の先を探すのに使用します。

**手用ファイル／Hファイル**

指先を上下させて歯を削ります。このファイルの刃はトゲトゲしており、かき上げる動作で歯を削ることができます。

**電動ファイル／ゲイツのドリル**

ゲイツという人が開発したドリル。先がねぎ坊主のような丸い形状をしているため、根管内を直線的に削ってしまうことを防げます。また折れるときは、必ず取り外せる部分で折れる仕組みになっていて、根管内に先端が取り残されることがありません。

**電動ファイル／ニッケルチタンファイル**

ニッケルチタン製の回転切削器具です。非常に柔軟なので、正しく使えば根管内をきれいな曲線で仕上げることができます。ただし、使用法を誤ったり、何回も使用したファイルを無理に使うと、突然折れることがあるので注意が必要です。スーパー根管治療では極力使いません。使っても1種類です。

**歯科用根管長測定器**

根の長さを電気的に測定する測定機です。日本で開発され、世界中に普及しました。現在では、ファイル類と直結して、根の先に近づいたことをメーターで教えてくれて、それ以上削らないように逆回転するすぐれものに変化を遂げています。

**超音波根管洗浄器**

本来は超音波の振動を使って歯石を取る機器ですが、それを根管治療にも応用し、根管内をきれいにする目的でも使います。水と一緒に振動を生じさせることによって、根の中の汚れを効率的に除去することができます。ただし、水を止めて歯にあてると、歯が削れてしまうので注意深く使う必要があります。

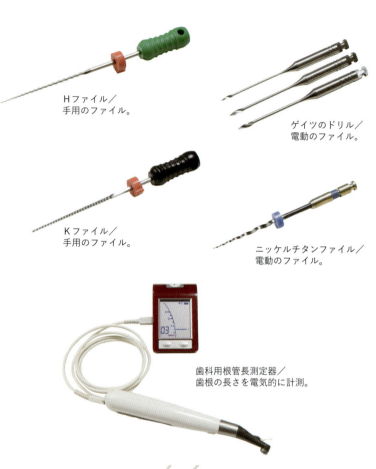

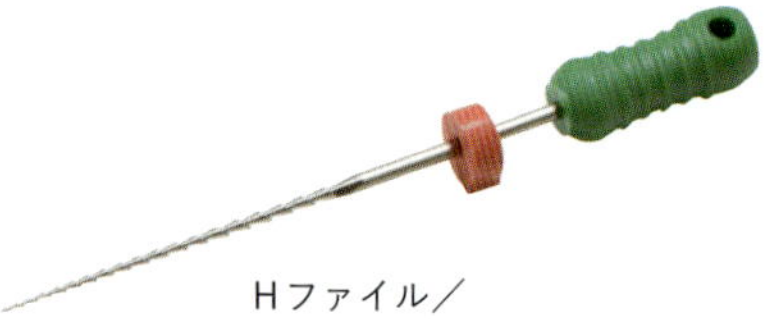

Hファイル／
手用のファイル。

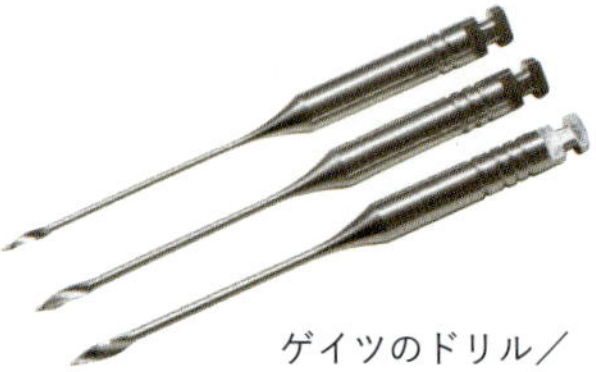

ゲイツのドリル／
電動のファイル。

Kファイル／
手用のファイル。

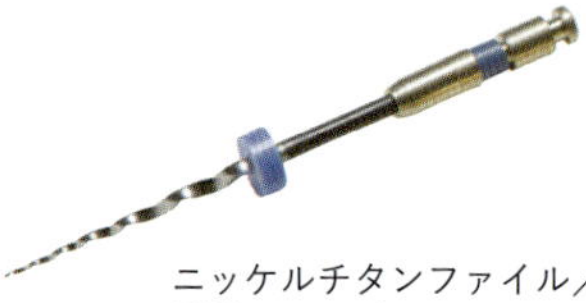

ニッケルチタンファイル／
電動のファイル。

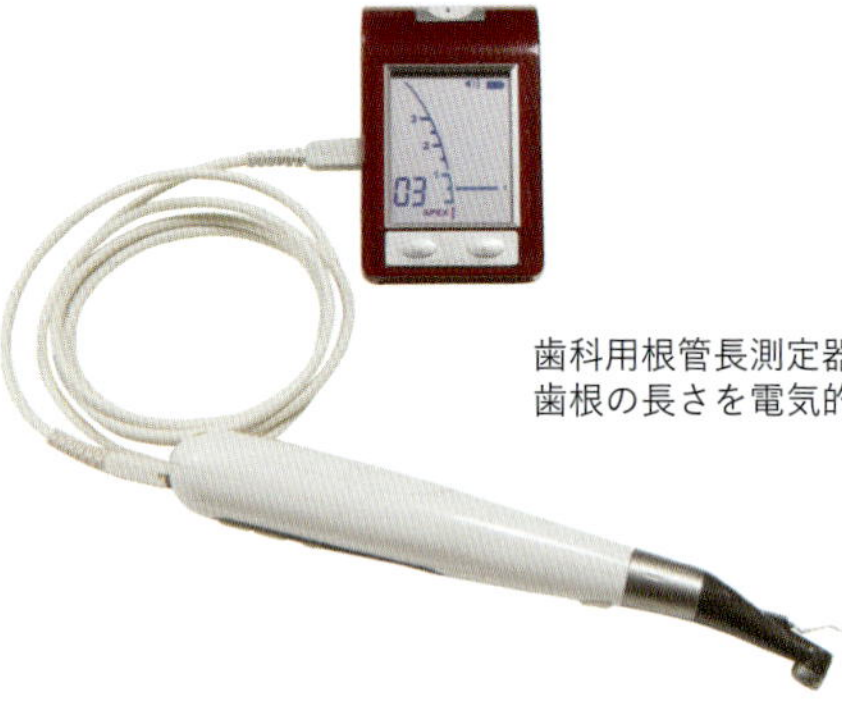

歯科用根管長測定器／
歯根の長さを電気的に計測。

超音波根管洗浄機／
根管の中の汚れを
洗浄する。

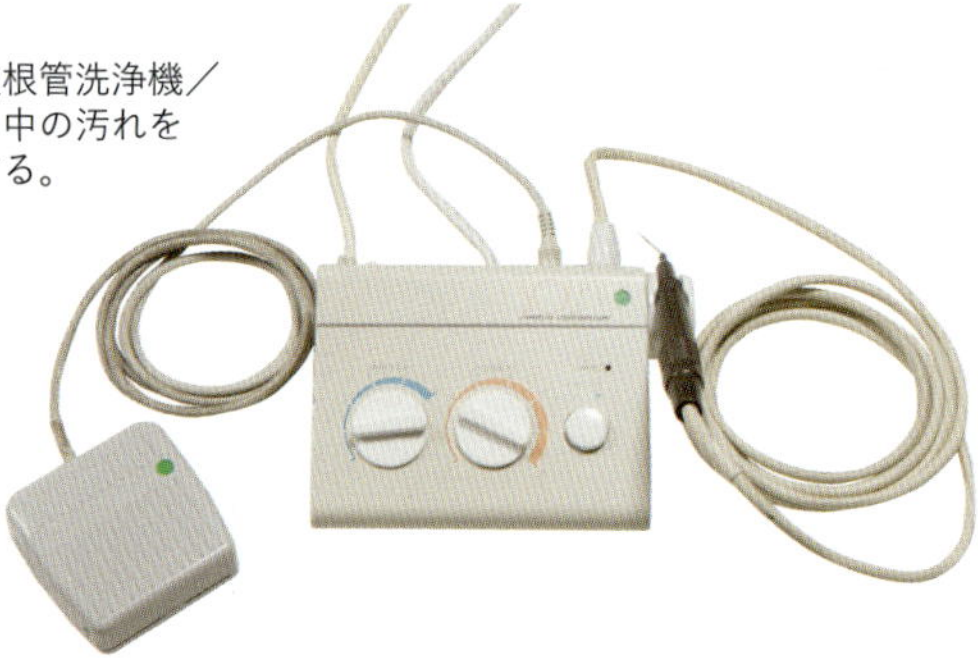

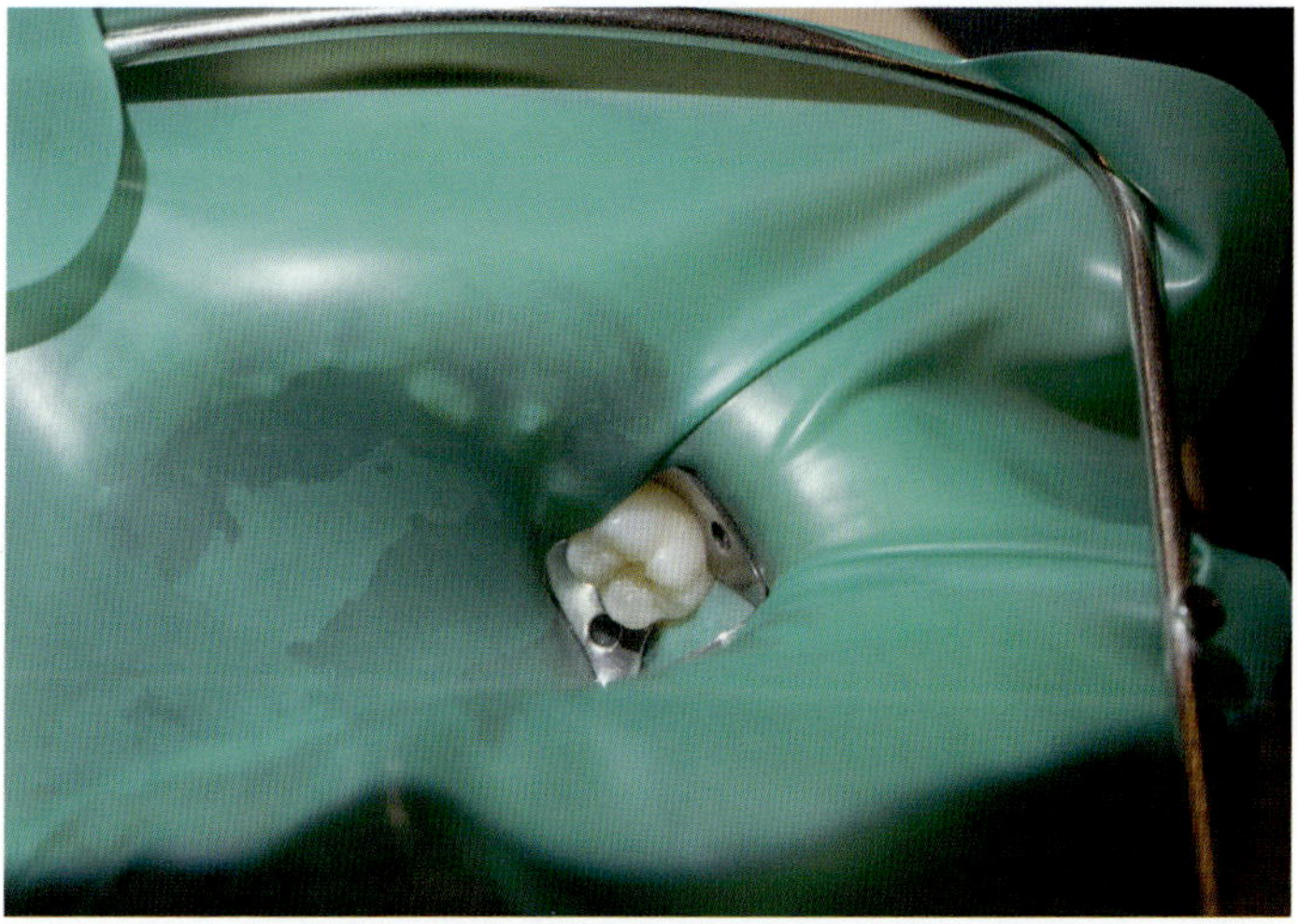

ラバーダム／唾液からの細菌感染を防ぐゴムのマスク。

## ラバーダム

根管治療を行う場合、できる限り根管内に唾液が入らないように注意します。唾液１ミリリットル中に１億もの細菌が混じっているからです。根管治療が必要な歯は、細菌感染を起こしているわけですが、細菌の種類はそれほど多くありません。ところが唾液が根管に入り込むと、一挙に細菌の数と種類が増えることになるのです。それを防ぐために、歯に装着するゴムのマスクがラバーダムです。

歯の崩壊が激しく、そのままではラバーダムが装着できないときでも、歯を修復すればラバーダムを装着できるようになりますが、装着できない歯もあります。

一部の根管治療の専門医グループは、そうした歯は根管治療の対象にならないといっていますが、それはいいすぎだと考えます。

ラバーダムができないからといって、すぐに抜歯を考えるのではなく、根管治療にチャレンジしてみる価値はあるのです。逆に、ラバーダムがしっかりできる歯でも、根管治療がきちんとできていない例はたくさんあります。つまり、しっかりした根管治療技術があってのラバーダムなのです。

ラバーダムさえできれば根管治療は成功だという趣旨を述べているホームページをたくさん見ますが、まったくの誤りです。ラバーダムはあくまで手技の一部なのです。

## 〜第6章〜

# 歯を失ってしまったら？

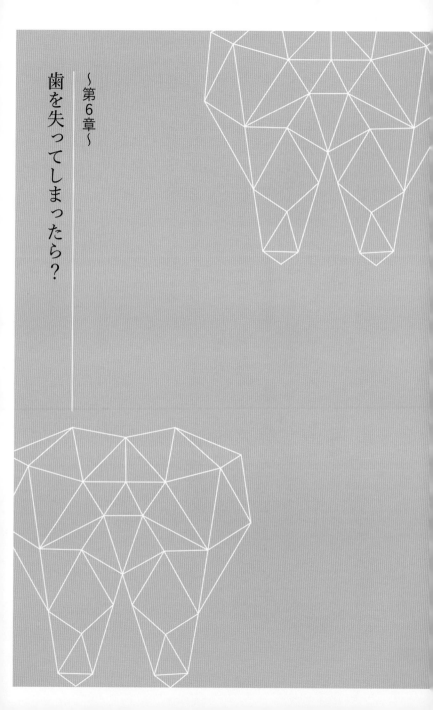

# 歯を失ったときの選択肢

## どうしても抜かざるをえない歯がある

歯は健康な生活を支える重要な器官です。よく噛むことが脳の働きに有用なこと、よく噛めるからこそバランスがとれた食生活が可能なこと、そして、歯を失うことで認知症のリスクが高まることなどは、第1章で述べたとおりです。高齢になっても自分の歯で噛めることは、生活の質を担保する重要な要素であることは間違いないと思います。そのために最も大事なのは予防とメンテナンスであることも繰り返し述べたとおりです。

たとえ、むし歯や歯周病になっても、抜かずに済むならそのほうがいいに決まっています。私が根管治療に取り組み、不心得な歯科医師、下手な歯科医師による治療の不備を嘆きながら、本書で根管治療の大切さを強調しているのは、ひとえに読者の皆さんに自分の歯を守ってほしいと考えるからだといっても過言ではありません。

しかし、細菌感染を起こしている歯は、周囲の歯にも細菌感染を広げてしまう可能性があり、その歯を残すことのデメリットが大きい場合など、どうしても抜かざるをえない歯はあります。抜歯《ばっし》が避けられないとき、当然抜いた歯を補完しなければなりません。以下、歯を失った場合に採用される歯科治療について説明しましょう。

## インプラント、義歯、ブリッジ

歯が完全に抜けてしまった場合や、抜歯した場合の選択肢は一般には3つしかありません。私が第一の選択肢と考えるインプラント（人工歯根《しこん》）、義歯（入れ歯）、ブリッジです。「一般には」と書いたのは、私はブリッジを選択肢のひとつとは考えていないからです。

ブリッジは抜けた1本の歯を補うために、抜けた歯の両側の歯を削って土台にし、その両側の歯どうしをつないだ「ブリッジ（橋）」によって抜けた歯の代わりとなる義歯を支える手法です（61ページのイラスト参照）。

本来、歯は動くものです。それを金属やセラミックで固定してしまうため、歪みがブリッジを支える歯の根にも及びます。それが長年にわたり、ブリッジを支える歯に負担がかかり続けば、健康な2本の歯が傷むということになります。

インプラント（implant）は、「はめこむ、移植する」という意味の造語で、医療全般において人工物を移植すること、または移植するものを指します。歯科医療におけるインプラント（厳密には歯科用インプラント）は、人工歯根を歯槽骨《しそうこつ》に埋め込み、それを土台にして通常の歯に相当する部分をつくり、噛み合わせを回復させる方法です。

歯科のインプラント治療はスウェーデンで開発されました。日本では１９８０年頃に某大学で開発されたアルミナインプラントが一世を風靡《ふうび》しましたが、これは現在のブローネンマルクの流れをくむチタン製のインプラントとは違って、骨と結合することはまったくなく、さらに隣りの歯を削って連結する必要がありました。当然、ダメになるときは、インプラントと結合した歯も一緒にダメになることが多く、このときの失敗例が多く語られてしまったために、インプラントに対するマイナスイメージと誤解が広まってしまいました。歯科医師のなかに否定的な見解を示す方がいるのは、この頃の誤解が尾を引いているのかもしれません。しかし、インプラント技術は驚異的なスピードで進化しています。その機能の高さも一般の方に認知されるようになってきました。

私がインプラントを歯を失った場合の第一選択肢と考えていることは、すでに述べたとおりです。その理由も含め、インプラントについてはのちに詳述します。

**入れ歯の構造（総入れ歯と部分入れ歯）**

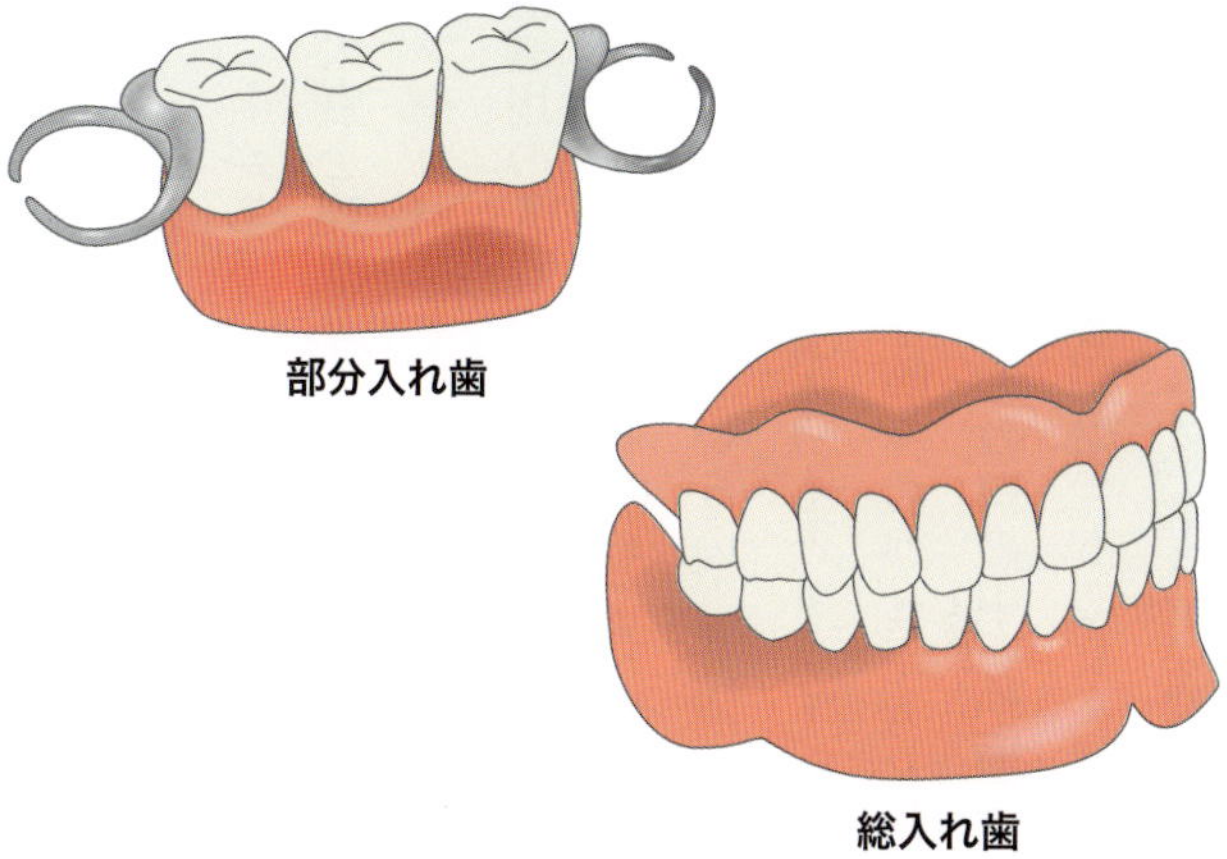


## さまざまな義歯（入れ歯）

義歯（入れ歯）は古くからあるポピュラーな歯科医療技術で、土台である床《しょう》をつくり、その上に人工の歯を補うものです。残っている歯に留め具で固定して歯のない部分だけを補う入れ歯（部分床義歯）と、歯がまったくない人向けの総入れ歯（全部床義歯）があり、どちらも取り外しが可能です。

入れ歯の構造に大きな違いはありません。その違いは使用されるさまざまな素材によるものです。総入れ歯の場合、保険適用されるのはプラスチック素材のもののみ。使用感のよい素材を使った入れ歯は保険適用外（自費負担）になります。

保険適用される総入れ歯の長所は、患者さんの医療費負担が少ないこと、あごの骨がやせてきて入れ歯が合わなくなったときや、壊れたときに、調整・修理がしやすい点です。一方、「ものを噛む機能が低い（自分の歯の約10〜20％といわれます）」「装着時に違和感を感じることがある」「外れたり、落ちたりしやすい」などの欠点があります。

この欠点を補うことができるのが、自由診療による入れ歯です。

チタンやコバルトクロムなどの金属製の床を使った入れ歯は、プラスチック樹脂を使った保険適用の入れ歯に比べて、装着感がよく、プラスチック樹脂の床では感じにくい食べものの温度が感じられるために食感がよいというメリットがあります。また、汚れにくく、口臭が発生しにくいというのも長所です。ただし、プラスチック樹脂に比べて、調整・修理がしにくいという欠点もあります。

装着時の違和感や噛み合わせが入れ歯の最大の欠点といえますが、これは素材によるだけではなく、患者さんの口の中を把握する歯科医師や、入れ歯をつくる歯科技工士の技量によって左右される要素でもあります。

入れ歯をつくるために、歯科医師は患者さんの口の中の型どり（印象《いんしょう》といいます）をして、歯科技工士が模型をつくり、患者さんの以前の歯に近い歯と歯列をつくります。この一連の作業が精密になされていないと、「しっくりこない入れ歯」「きちんと噛み合わない入れ歯」「つけていると痛い入れ歯」になるのです。入れ歯をつくるときは、素材を検討するだけでなく、熟練した歯科医師がいる歯科医院を選ぶことも重要な要素です。

30年前なら広範囲な歯の欠損の場合は入れ歯しか撰択できませんでした。入れ歯を否定するつもりはありませんが、過去の治療という感はどうしても否めません。

## 部分入れ歯の弊害

２０１６年（平成28年）の歯科疾患実態調査によると、50歳前後から総入れ歯を使う人が出はじめ、75歳以上80歳未満では約20％、85歳以上では約半数が総入れ歯になっています。この調査結果を見ると、部分的に歯が抜けた場合の選択肢で最も多いのがブリッジ、次いで部分入れ歯で、インプラント治療を受けている人の割合はごくわずかです。

インプラントが少ないのは、誤解やマイナスイメージによるものかもしれませんが、自由診療で診療費のすべてを自己負担しなければならないことが大きいように思います。

では、ブリッジや部分入れ歯でよいのかというと、ブリッジには前述した重大な欠点がありますし、じつは部分入れ歯も長い目で見れば健康な歯を傷めかねないのです。

**抜けた歯を補う補綴物の利用状況**

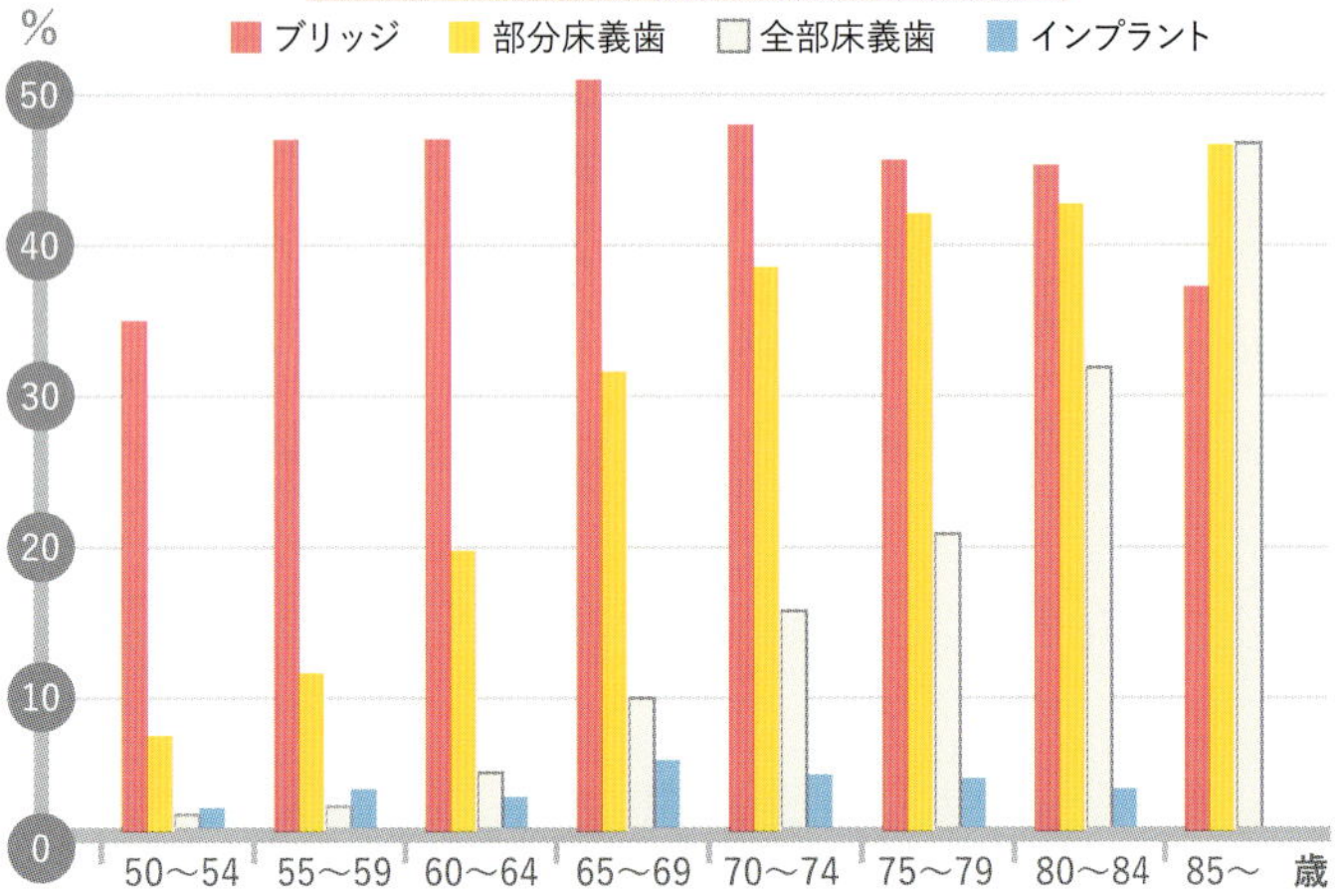


歯科疾患実態調査結果（平成 28 年）を参考に作成

部分入れ歯は留め具を健康な歯にかけて固定します。健康な歯に負担をかける点では、構造的にブリッジと同じなのです。特に第2章で説明したノンクラスプ義歯は、留め具に金属ではなく樹脂を使っており、留め具が目立たないメリットがある反面、耐久性に劣る樹脂の留め具を太くせざるをえないため、金属の留め具よりもさらに支える歯に負担をかけてしまうのです。

統計結果からは総入れ歯になった経緯はわかりませんが、健康な歯に負担がかかるブリッジや部分入れ歯も、歯を失う要因のひとつになっていることは十分に考えられることです。むし歯や歯周病だけが歯を失う要因ではないのです。

**パーシャル・パラレル・ミリング義歯**

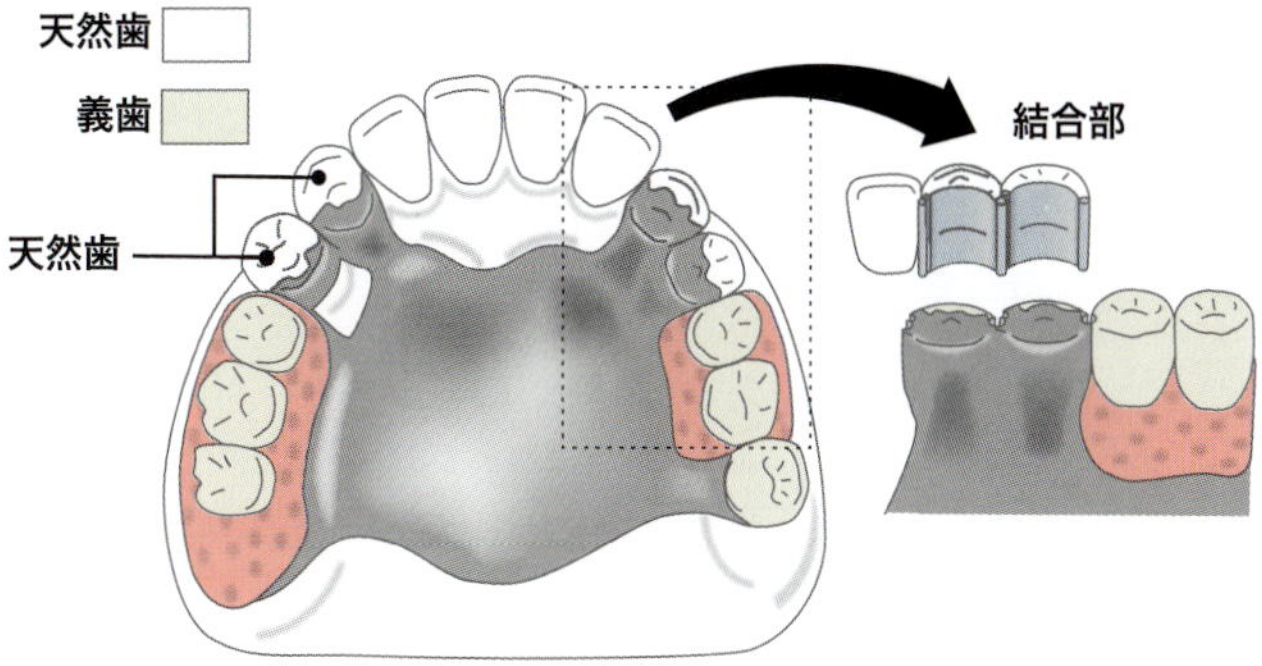


## 噛み合わせのよい高機能の部分入れ歯

インプラントは怖いという方などへ私たちの歯科医院がおすすめする入れ歯に、ぴったりと患者さんの口にフィットし、抜群に噛み合わせのよい「パーシャル・パラレル・ミリング義歯」があります。

歯に負担をかけない独自の固定法、精密な型どりと加工によって、入れ歯の装着感や噛め合わせの違和感、丸見えになりがちな留め具による見た目の悪さなどの課題を解決する高機能の部分入れ歯です。自費負担がたいへん高額になるという難点はありますが、日本歯科大学の小出教授らによって考案されて以来、30年以上の歴史を持っています。

# インプラントの基礎知識

## インプラントのはじまり

医療目的で体内に移植する人工物を広くインプラントと呼びますが、インプラントといえば歯科用が思い浮かぶほど、歯科インプラントは広く知られるようになりました。

インプラントは現代の最先端の歯科医療と思われがちですが、古代ローマやマヤ文明の遺跡からも、真珠や石をあごの骨に埋め込んだ痕跡が発見されています。

現在行われているインプラントは、1952年にスウェーデンの整形外科医ブローネンマルクが、ウサギの歯に埋めたチタン金属が骨と結合するのを発見したことに端を発します。その後、さまざまな動物実験を経て、1965年から人間に応用されるようになり、1981年に学術発表がなされて、広く歯科界に知られるようになりました。日本でも思いのほか早く、1980年代初頭に導入されています。

前述したように、日本で最初に普及したインプラントは技術的に不完全で、失敗例が多かったため、歯科医師ですらとんでもない異物を埋め込む治療という誤解を持っていたのは事実です。その後しばらくして、チタンのインプラントがスウェーデンで開発され、現在は、ほとんどがこのタイプのインプラントになりました。その治療成績は以前とはまったく別物で、格段によくなっています。

チタン製のインプラントをされた患者さん自身がクチコミやマスコミなどで、費用がかかる反面、「自分の歯のように噛める」メリットを語ってくれたことにより、ようやく最近になって誤解がとけかかっているように思います。最近では多くの歯科医師が導入に動いており、日本において、これからもっと普及していく歯科治療であるといえます。

## インプラントの構造

インプラントとは、簡単にいえば人工の歯の根(人工歯根)です。純チタン、またはチタン合金製のネジのような構造物を直接骨に埋めて骨と結合させてから、その上に人工の歯を装着します。歯科インプラントはさまざまありますが、基本的にインプラント本体部分と、人工の歯の部分でできています。

**インプラント**

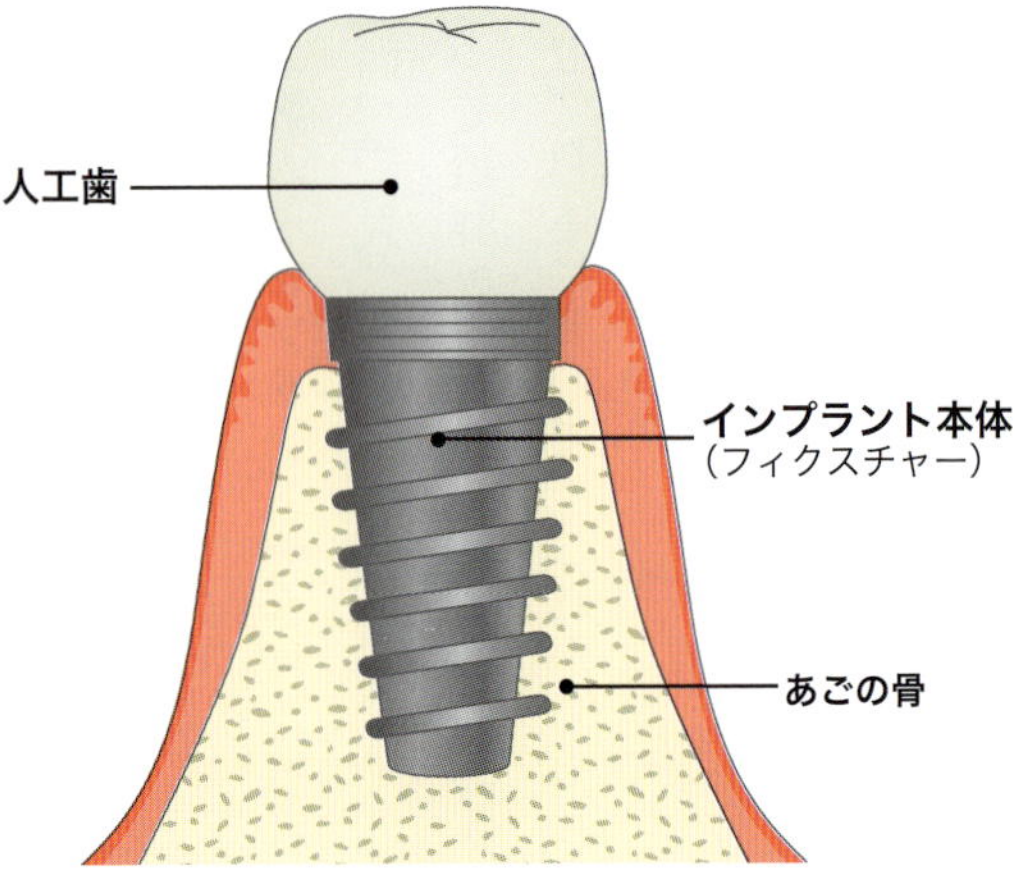


インプラント本体は、構成するパーツの数によって、ツーピースインプラントとワンピースインプラントに分けられます。

ツーピースインプラントは、多くのインプラントメーカーで主流とされるタイプです。骨に埋めるパーツと、人工の歯を結合するパーツが分かれていて、パーツBを最初に埋めて、数か月後にパーツAを専用のネジで結合させて使います。長所は、比較的自由に、歯に相当する部分をつくることができる点で、インプラントを埋めた時点で口の中に出っ張りがないため、インプラントが骨と結合するまでの間に過度の力が加わるのを避けることができます。欠点は、長年の使用でネジがゆるむケースがあることです。

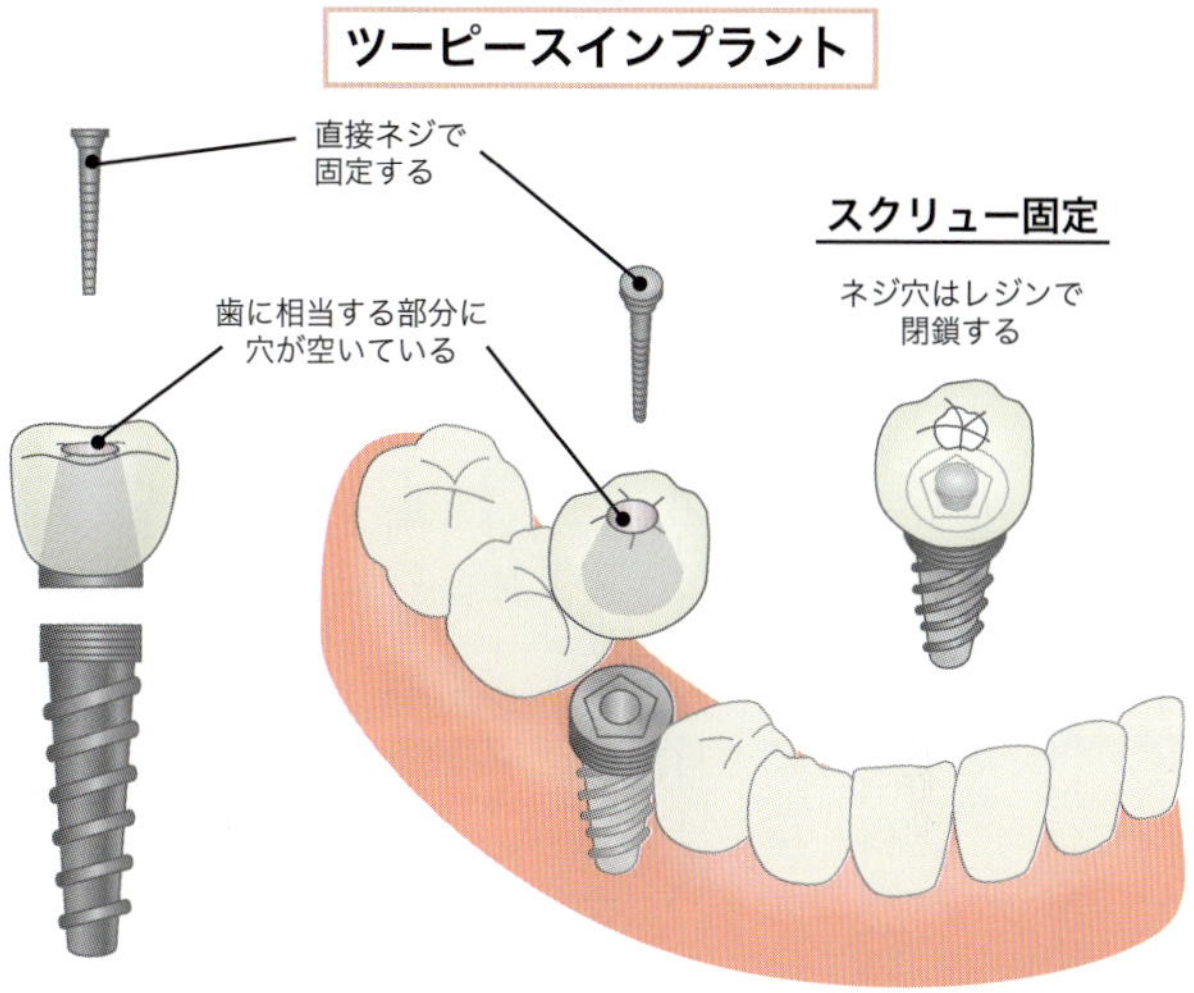
ツーピースインプラント
直接ネジで
固定する
歯に相当する部分に
穴が空いている
スクリュー固定
ネジ穴はレジンで
閉鎖する

インプラント本体と歯に相当する部分をセメントで接着するセメント固定の方法もありますが、セメントが歯肉に流れ込んで「インプラント周囲炎」と呼ばれる歯肉炎を引き起しがちなことが問題視されています。

そのため、審美的要素が重要でセメント固定にせざるを得ない前歯などを除き、インプラント本体と歯に相当する部分をネジで固定するスクリュー固定が世界のスタンダードになっています。スクリュー固定なら残留セメントが原因で起こるインプラント周囲炎は絶対にありえません。

ワンピースインプラントは、１本の棒状のインプラント。ネジがゆるんだりすることはない反面、使用部位が限定されるタイプです。

## インプラント治療の流れ

自分の歯のように噛むことができ、ブリッジや部分入れ歯のように、周囲の歯に負担をかけることもなく、総入れ歯の違和感もないと、さまざまなメリットがあるインプラントですが、インプラントでいきなり歯が生えるわけではありません。

治療期間と外科手術の手順について、当院で実施している方法をもとに説明しましょう。

まず、あごの歯槽骨にインプラントを埋め込む手術をします。手術は局所麻酔で行い、外来でできるので入院の必要はありません。この手術のあと、インプラントが骨と結合するまでに下あごの場合は3か月程度、上あごの場合は6か月程度待ちます。一定期間後、インプラントが骨としっかり結合していることを確認できたら、歯に相当するクラウン（冠）を装着します。私たちの歯科医院では、インプラントと歯の結合が不十分と判断されるのはわずか1％にすぎません。

インプラントに熟練した歯科医師が治療するのはもちろん、手術にはあごの骨の状態を詳細に判断できる歯科用CTが不可欠で、手術中のCT撮影や手術の合併症を防ぐための徹底した衛生管理も求められます。

## インプラント治療の流れ

▼

**簡単な診査**
オルソパントモレントゲン　歯型の模型

▼

**CT レントゲン検査**
インプラントを埋める部分の骨を観察

▼

**コンサルテーション**
治療内容の説明

▼

**GBRなど（骨づくり）**
骨が足りない場合は6か月程度かけて骨をつくる

▼

**インプラントを埋める手術**

▼

**抜糸**　粘膜を切った場合　骨とインプラントが結合するまで、下あごでは3か月程度、上あごでは6か月程度待つ

▼

**負荷試験**
骨とインプラントの結合を確認

不合格 1% ▼ **埋め直し** ▼

▼ 合格 99% **型をとる**
埋めた本数が多い場合は仮歯を入れる ▼

**人工の歯を取りつける**
歯に相当する部分のクラウンを固定

▼

**メンテナンス**
半年ごとのチェックが必須

※医療法人社団敬友会 小机歯科医院のインプラント治療による

## インプラントが向かない人

外科手術を施して人工物を埋めるインプラントは、誰にでもできるわけではありません。インプラントができないのは次のような方です。

①がんや脳梗塞《こうそく》、自己免疫疾患、重度の糖尿病などがあり、インプラント手術で合併症を起こす可能性のある方。

②心臓に人工弁を設置しているなど、感染に対して非常に弱い方。

③成長期にあるお子さん（歯並びを治す場合に用いるインプラントは除きます）。

④歯みがきのできない方（身体の麻痺などで歯ブラシをあてることが不自由な場合も）。

⑤「ビスフォスフォネート系薬剤」を長期投与されている方。

ビスフォスフォネートは骨粗《こつそ》鬆症《しょうしょう》や乳がんなどの治療に服用または注射投与されています。この薬は骨の代謝に影響を与えるため、服用または、投与されている方へ骨に侵襲がある手術を行うと骨が壊死してしまうことがあるとされています。ただし、内服薬と注射剤ではその発現率が大きく異なることや、投与されている期間にもよりますので、一律に不可能ということではありません。

⑥インプラントを構成するチタンにアレルギーのある方。

インプラントを埋める部分の骨の厚みや質の問題については後述します。

## インプラントのトラブル

インプラント自体はかなり進歩してきましたが、一方でインプラントを埋め込む歯科医師の技量の問題がクローズアップされるようになってきました。医療トラブルを起こす歯科医師が、向上してきたインプラント治療の評判を落としているのは残念なことです。

インプラント治療は、日本の歯科医師の1割程度が手がけるようになりましたが、実際は高度な技術が必要で、それを習得するまでに一定の期間がかかるにもかかわらず、じつは専門的に勉強・研究している歯科医師はわずかしかいません。それなのになぜインプラント治療ができるかというと、日本の歯科医師の場合、日曜日1日だけのインプラントメーカーの講習会(商品説明会)を受けるだけで、インプラント治療を行うことができるのです。

こうした講習会を受けただけで、インプラントの看板を掲げる歯科医師はけっこうな数に上ることが推察できます。技量に乏しいだけでなく、インプラント治療の不備に対するアフターケアを行わない不心得な歯科医師も問題になってきました。

このような問題医療を避けるためには、やはり歯科医師・歯科医院選びが重要です。具体的には、インプラント治療を熟知した実績のある歯科医院選びをすることが大切ですが、心ある医師は無理にインプラントをすすめません。「年間2000本もの歯のインプラント治療を行っている」というようなことを喧伝《けんでん》しているクリニックは、逆に避けたほうがよいと思います。私の場合、インプラント治療に携わって34年、けっして少なくないインプラント治療を行ってきましたが通算で千数百本です。抜かなくてよい歯を抜き、インプラント治療をすすめる医師がいることも知っておいてください。

総合歯科医療の一環としてインプラント治療を行い、メンテナンスも重視していること、必要十分な設備を備えていること、衛生管理がしっかりしていることなども、歯科医師・歯科医院選びの重要な要素です。

### インプラントのメンテナンス

インプラント治療は自由診療であるため、高額な費用がかかりますが、残っている歯への負担を考えると、ブリッジや入れ歯よりもすぐれています。インプラントの10年残存率は90%を超えていますので、寿命が長いこともメリットです。長期的に見れば、費用対効果も高いといえるのではないかと思います。

しかし、それもこれも定期的なメンテナンスあればこその話です。どんなに満足度の高いインプラントでも、結局は自分の歯にかないません。歯のメンテンナンスが大事なように、インプラントもメンテナンスは欠かせないのです。

インプラントは歯ぐきの境目などはブラッシングが届きにくく、セルフケアが十分にできないと感染症を発症しやすくなります。また、インプラントと噛み合う歯がむし歯や歯周病になると、噛み合わせが悪くなったり、頑丈なインプラントによって壊されたりすることもありえます。歯科衛生士がセルフケアのやり方をチェック・指導し、行き届いていない部分はクリーニングするなどの定期的なメンテナンスは必須であることを覚えておいてほしいと思います。

参考までに、当院では治療後のメンテナンスも当然行いますが、インプラント治療にかかる前に周囲の状態を改善することからはじめます。たとえば、歯周病の場合は徹底的な歯周病の治療を行い、むし歯ばかりつくってしまう方は食事指導からはじめます。そして、そのような状態が改善されてはじめてインプラント治療を行います。

インプラント治療を行う歯科医師は、単なるインプラント埋め屋ではいけないのです。

## インプラントVS自分の歯

### 自分の歯がいちばん

本書を書いた目的は根管治療のためです。しかし、不心得な歯科医師が行った根管治療などが原因で抜歯しなければならない場合、失った歯を補わなければなりません。

私はその第一選択をインプラントと考えていますし、私自身、海外に積極的に足を運び、世界最先端のインプラント技術を学び、世界的に権威のあるＩＣＯＩ（国際インプラント学会）の指導医資格も取得しています。当院のインプラント治療は、こうした実績に裏づけられた日本屈指のものとの自負があり、過去の事例も豊富ですが、むやみにインプラントをおすすめすることはありません。なぜならば、日進月歩のインプラント治療といえども、どうしても自分の歯に勝てないからです。

ここではインプラントと自分の歯を比較して説明します。

## インプラントと自分の歯の決定的な違い

私は34年前からインプラントを行っていますが、最近のインプラントは以前と比べて満足できる治療結果が得られるようになっています。また歯が生えたような状態に戻すことができるようになったといえるほどです。インプラント治療をした歯でしっかりと噛めるようになる成功率は、私たちの歯科医院では、この10年間で95%ほどにもなります。

しかし、インプラント治療がうまくいった場合でも、自分の歯と比較して大きく違う点があります。それは歯並びを矯正《きょうせい》をした場合にはっきりと現れます。自分の歯であれば、矯正のために力をかければ、ほぼ望んだ位置で歯を整えることが可能です。一方、インプラントは矯正治療のために力をかけても絶対に動きません。インプラントは歯槽骨に直接くっついているからです。

自分の歯の歯根は、クッションのような役割を果たす歯根膜《しこんまく》という薄い膜に囲まれて、歯槽骨の上に並んで生えていますが、インプラントにはその膜がありません。現在、インプラントに人工的な歯根膜をつくろうという研究がされていますが、まだ実用化には時間がかかると思われます。

## 歯根膜の重要な作用

この歯根膜には、大事な作用があります。

歯をグッと噛みしめてみてください。力をかけていくと、なにか歯が痛いような感じがしませんか？　これは歯根膜の中のセンサーが、これ以上噛みしめると歯が壊れると警告しているのです。また、この感覚が咀嚼《そしゃく》するときの噛みごたえにもつながっています。

インプラントには歯根膜がないにもかかわらず、噛みごたえという点では違和感はありません。しかし、際限なく噛めてしまうことから、インプラントと上下で対になっている自分の歯の歯根が折れてしまうこともあります。バランスという点でも、やはり自分の歯がインプラントに勝るのです。

根管治療を行うことによって歯を残せるのなら、できる限り残すに越したことはありません。ただし、自分の歯でも歯の根が折れてしまっている歯や、重度の歯周病になっている歯の根は、周囲の骨をどんどん溶かしてしまいますので、抜歯してインプラントに替えたほうがよい場合もあります。

私はインプラント治療を行う際に、どうしてこの歯をインプラントにしなければならな

## 歯とインプラントの比較図

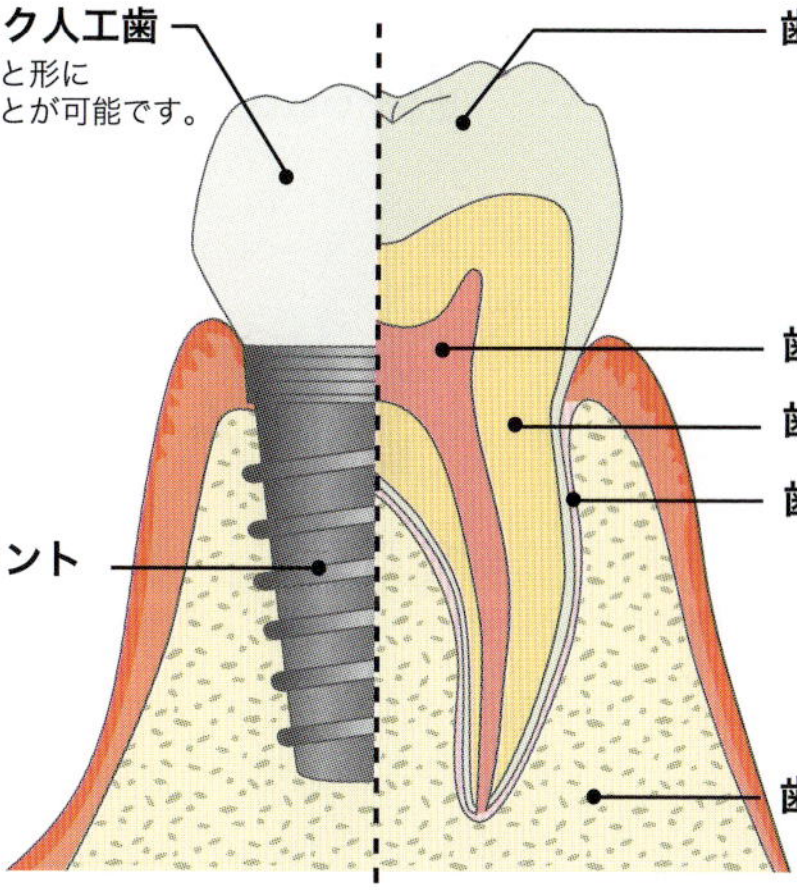


かったのかを考えることがあります。すると、明らかにこの本のテーマである根管治療の不備に端を発している例が多いことに愕然《がくぜん》とするのです。

インプラントにしないための基本は、もちろん予防です。そして、しっかりした根管治療を受けること、最初の根管治療がいちばん大事です。根管治療は削ったり詰めたりする治療法なので、取り返しのつかない部分を削られていると修復は困難ですし、下手な根管充填《じゅうてん》がされていると、充填材をすべて取り除くことも難しくなります。

自分の歯は削ってしまったらやり直しができません。下手に削られたら、それっきりなのです。

インプラントに必要な骨の要素

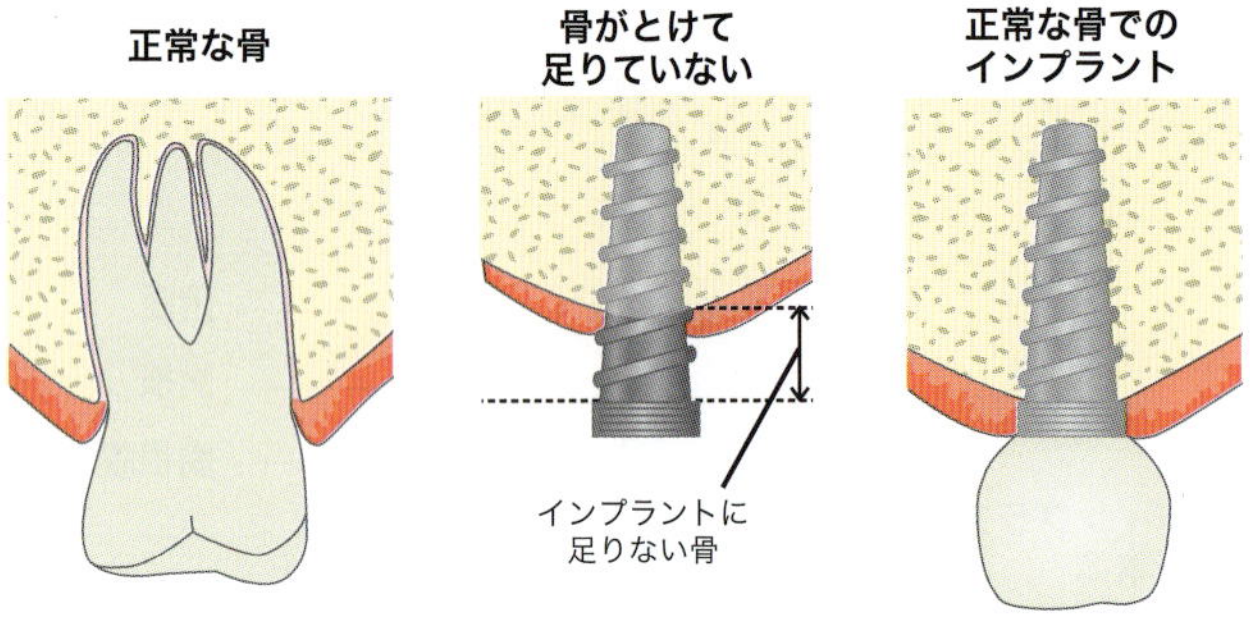


## 骨が弱いと、インプラントは危険を伴う

インプラント治療を行うためには、インプラントを埋める骨の幅、高さ、質がしっかりしている必要があります。

ところが最近は、歯を抜かない治療が患者さんの受けがよいためか、ギリギリまで歯を抜かず、その結果として細菌が骨を溶かし、骨の幅、高さ、骨の質すべてにおいて不十分な状態になっていることが多く見られます。

歯をポンポン抜かないこと自体には私も賛成しますが、ひどい状態の歯を無理に残すことによる弊害が大きいことも知ってほしいと思います。

骨の量も質もよくない場所にインプラント

**前歯内側へのインプラントはリスクが大きい**

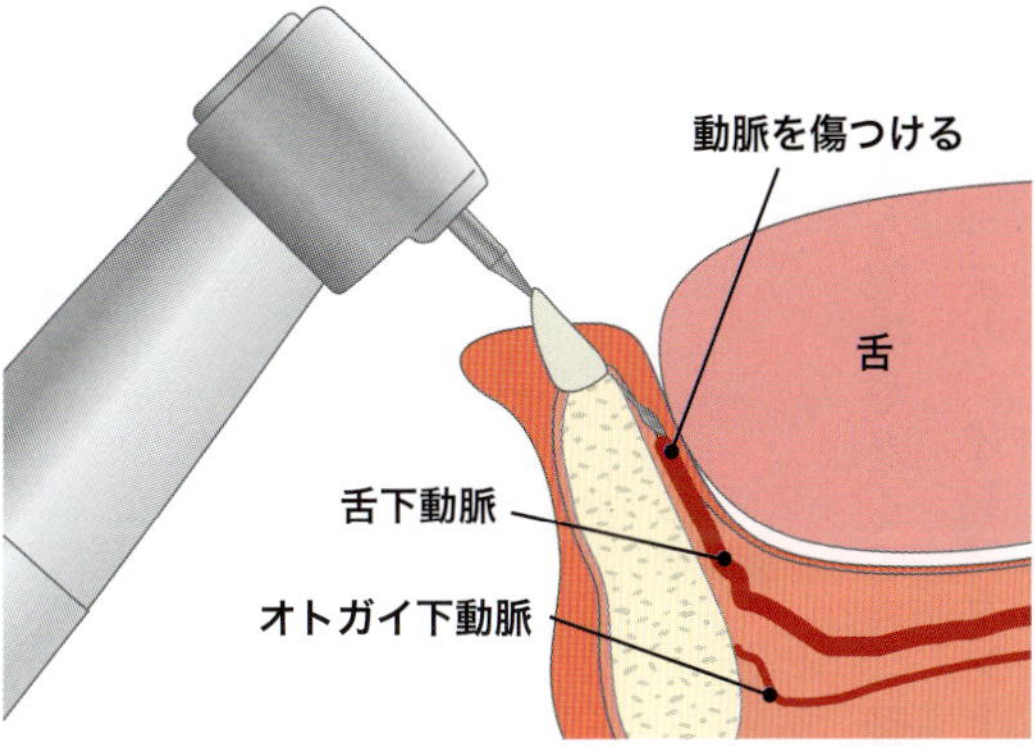


を埋めるのは、高いリスクを伴います。無理に行えば、神経の損傷などを起こして、長年麻痺に悩まされることもあります。

比較的簡単にインプラント治療ができるのは、下あごの臼歯部《きゅうし》です。骨が少なくなっている人は多くありませんし、見えない場所なので、審美面を考慮する必要はありません。

逆に、上あごの前歯などは、審美面を考慮する必要があります。また東洋人の場合、下あごの前歯付近は骨が薄い人が多く、骨の外側には比較的大きな動脈が存在していることがリスク要因となります。

下あごの前歯の近くには、舌下《ぜっか》動脈やオトガイ下動脈という、比較的太い血管が走っています。そこにインプラントを入れようとして、万が一ドリルの方向を間違えて骨から内側に抜いてしまうと、それらの血管を切断してしまう危険があるのです。血液が舌下隙《ぜっかげき》、顎下隙《がくかげき》という隙間に流れ込むと、舌がふくれて持ち上がり、窒息してしまうことも起こりえます。

実際に世界中で報告された重大事故はほぼこの部位で起こっています。しかも、こうした症例は、インプラント治療が終わった頃は気がつかず、帰宅した頃に問題が起こってくるのです。

私もこの部位にインプラントを行う場合は非常に緊張しますし、術中のＣＴ撮影が必須になります。そして、また思うのです。もっと慎重に根管治療をやっていてくれていたら、この歯は欠損しないで、こんな危険な部位にインプラントをしなくても済んだだろうと。

## 造骨《ぞうこつ》の難しさ

それほど危険な部位でなくても、骨の高さや幅が足りない場合は、「造骨」をしなければなりません。つまり、インプラントという釘《くぎ》を打つために、壁である骨を厚くする必要があるのです。骨を再生するために、化学合成された三リン酸カルシウムや炭酸カルシウム、または生体由来の骨を精製した人工骨材を骨をつくりたい場所に置くのですが、人間の骨を太らすのは容易なことではありません。

私は、国際インプラント学会の指導医をしている関係上、アメリカの大学でインプラント講習を毎年２週間以上受けており、最新の手法と素材に関する知識を持っていると自負していますが、そんな私でも造骨の手術を行って、必ず骨ができるとはいい切れません。生体の反応は個々に違うので、思った結果が出ないこともあるのです。

また、造骨をした場合、見た目は骨のようであっても、それが10年間そこに維持され、インプラントを支え続けることができるかどうかは神のみぞ知る世界なのです。

やはり、自分の歯がいちばんです。

# おわりに

日本には患者さん本位の歯科医療がまだまだ足りません。本書を書き終えて、改めてそう強く実感しています。

その一方で、同業者である歯科医師について厳しく書きすぎたかもしれないという思いもあります。日本の保険医療制度を守るためとはいえ、国が歯科医療を冷遇しているのは歴然たる事実です。患者さん本位の医療を行うためにも歯科医院は存続させなければならず、かといって真剣に根管治療に取り組むと、よほどうまくやらない限り、赤字になるのは歯科医師なら誰もが痛いほどわかっています。

こうしたジレンマに加えて都市部では、「コンビニよりも多い」歯科医院どうしの生き残り競争に勝たなくてはなりません。厚生労働省が歯科医院の淘汰《とうた》を図っているとまではいいませんが、低い診療報酬はそれほど歯科医師を苦しめているのです。

私が開業した頃はまだよい時代だったと思います。コツコツまじめに取り組んでいれば歯科医院存続の心配など不要でした。現在は若い医師が新規に歯科医院を開くことも難しい時代です。過当競争に加え、意欲的に精度の高い歯科治療に取り組もうとするとCTやマイクロスコープは必須で、場合によっては5000~8000万円もの借金を背負って歯科医院経営をしていかなければならないのですから。

こんな時代ですが、多くの患者さんは根管《こんかん》治療を必要としています。根管治療は自分の歯を残すための最後の砦《とりで》ですから、ここで歯科医師が踏ん張らないと、患者さんの歯はボロボロになるばかりです。

そこで、また私は考えました。私が確立したスーパー根管治療を広めようと。

患者さんに必要な真の根管治療法がわからず結果的に歯を悪くしている歯科医師でもスーパー根管治療のメソッドさえ学べば、ムダに時間をかけることもなく根管治療に取り組んでくれるに違いありません。

これは日本の根管治療を底上げして、患者さんの歯を守る最良の方法に思えます。

スーパー根管治療は、アメリカで一般的なCWCTよりも優れているという自負もありますし、根管充填の基本技術となっている大津晴弘先生が考え出したオピアンキャリア法が廃《すた》れていることを惜しみ脚光をあてたいという思いもあります。

この原稿を書いている段階では、まだ構想の域を出ていませんが、題して「スーパー根管治療（Super Root Canal Treatment ＝ SRCT）認定医制度」です。大テーマは「日本の根管治療を変える」。スーパー根管治療を広めることによって、不適切な根管治療がはびこる現状を変えていきます。

さらに以下の基本コンセプトを掲げます。

「骨のできる根管治療」／第6章で紹介したように、スーパー根管治療では骨が再生できることが確認されています。この驚くべき事実を周知します。

「簡単にできる根管治療を広める」／これまでの根管治療では歯科医師の経験と勘に頼っていた根管形成や根管充填《じゅうてん》を、スーパー根管治療は数値化して示すことができます。しっかり講習を積めば、研修医でも行えるのがスーパー根管治療のメリットのひとつです。

「ブランドの確立」／スーパー根管治療がすぐれた治療法であることを示すとともに、これまでの根管治療とはまったく別の手法であることをアピールします。

このような基本コンセプトをもとに、学びたい歯科医師は「しっかりとした講習会」でスーパー根管治療に必要な技術を身につけ、一定の条件をクリアした歯科医師にはスーパー根管治療を身につけた証《あかし》として「認定医資格」を授与します。

この制度が確立できれば、どこで歯科治療を受けたらいいのか迷っている患者さんが、すぐれた根管治療を行う歯科医院を選ぶ手助けになるのは間違いないと考えています。

1989年（平成元年）より、厚生労働省（当時は厚生省）と日本歯科医師会は、「80歳になっても、20本以上自分の歯を保とう」という「8020運動」を推進していますが、これは80歳で20本以上自分の歯を保っている人が、日本には非常に少なかった事実の裏返しです。8020運動開始当初、達成率は7％程度（平均残存歯数4～5本）でした。2016年（平成28年）には51・2％（平均残存歯数約15本）と劇的に改善していますが（厚生労働省の歯科疾患実態調査）、これは推計値であり、残っている歯が果たして「健康な歯」といえるのかどうか。私が歯科医療の現場で感じてきたのは、こうした歯科疾患予防の成果とは裏腹の日本の歯科医療の至らなさです。どうか油断されることなく、自分の歯を守るための予防に励み、本物の歯科医療を選んでください。

最後になりましたが、本書の刊行に尽力いただいたすべての方に深く感謝申し上げます。

2018年2月

久保倉 弘孝

「だから歯が治らない」
本物の根管治療を受ける
2018年2月14日　初版第1刷発行

著者　医療法人社団　敬友会
　　　理事長　久保倉 弘孝

発行者 高階 一博

発行所 日労研
〒171-0021
東京都豊島区西池袋5-21-6
TEL　03-6915-2333
FAX　03-6915-2334

カバーデザイン　ウンノヨウジ
本文デザイン　江藤 亜由美（graphic works）
イラスト　桜井 葉子
編集協力　黒澤 円

印刷・製本　丸井工文社